I0455289

HAIR

Alles über alternative Haarpflege

Antonia Katharina

'HAIR - Alles über alternative Haarpflege' ist ein heilpraktisches Sachbuch. Es gibt in den einleitenden Kapiteln einen Überblick über die Inhaltsstoffe in herkömmlichen Shampoos und Duschgels und es beschreibt, wie schädlich synthetisch hergestellte Chemikalien in der täglichen Anwendung auf Haut und Haaren sind. Des Weiteren wird auf die Langzeitschäden eingegangen, die sich durch den dauerhaften und wiederholten Kontakt mit diesen Chemikalien ergeben können.

Der Hauptteil des Buches zeigt Alternativen zu herkömmlichen Produkten auf, die leicht umzusetzen und anzuwenden sind. Es wird auf komplizierte Anwendungstechniken verzichtet und ganz gezielt die Einfachheit der Methoden betont und in den jeweiligen Anwendungsbeschreibungen dargelegt. Alle alternativen Methoden zur Haut- und Haarreinigung sind von mir persönlich im Selbstversuch getestet, für jeden Interessierten leicht nachvollziehbar und die entsprechenden reinigenden Substanzen leicht erhältlich.

Im letzten Teil des Buches wird auf die Lebensweise, die Ernährung, Öle, Haarbürsten und Tipps und Tricks eingegangen, die langfristig und nachhaltig für gesunde und volle Haare sowie für gesunde, vitale und frische Haut sorgen.

Ziel dieses Buches ist es, das Bewusstsein für den Umgang mit unserem Körper, unserer Umwelt und damit unserer Gesundheit zu schärfen.

Über die Autorin:

Antonia Katharina hat ganzheitliche Medizin für Menschen als auch für Tiere in Berlin und Sri Lanka studiert. Sie ist Doctor of holistic Medicine und Psychology und hat sich über viele Jahre hinweg mit alternativen Heilweisen befasst, vor allem im Bereich der Phytotherapie. Sie besuchte eine dreijährige Fortbildung am Institut für Emotionale Prozessarbeit in Berlin sowie Kurse von einem der führenden Reinkarnationstherapeuten Trutz Hardo. Im Laufe der Jahre spezialisierte sie sich auf psychoenergetische Heilarbeit, Reinkarnationstherapie und Pflanzenheilkunde.

Website der Autorin:

www.antonia-katharina.de

1. Lektorat: Henrik Leschonski
2. Lektorat: C. E. Martin

Copyright der Originalausgabe 2014 by Antonia Katharina

ALL RIGHTS RESERVED. No part of this book may be reproduced in any form or by any electronic or mechanical means including information storage and retrieval systems without permission in writing from the publisher, except by reviewers who may quote brief passages in a review.

Es geht um unser Leben.
Wir können nicht warten,
bis sich Schädigungen der Natur
in befürchtetem Ausmaß einstellen.
Der Menschenverstand
muss unser Handeln bestimmen.

(Stephan Schmidtheiney,
Schweizer Unternehmer)

Inhalt

Haben wir eine größere Aufgabe,
als die Schöpfung zu bewahren
und damit die Nachwelt zu schützen?
Ich kenne keine

(Richard von Weizsäcker)

Brauchen wir die Industrie
oder braucht die Industrie uns?

Mittlerweile habe ich so viel über Haare gelesen, gesehen und mit Haaren ausprobiert, habe Shampoos über Shampoos benutzt und immer wieder Neues getestet. Es gibt kaum ein Produkt, das auf dem deutschen Markt ist und das ich nicht kenne: Spülungen, Pflegesprays, Kuren, und Volumizer, von Reformhaus- bis Markenware, alles stand schon in meiner Duschkabine. Und nichts hat mich befriedigt. Das ging so lange, bis ich auf die Idee kam, es mal ohne herkömmliche Hilfsmittel zu versuchen. Und hier bin ich.

Seifen und Shampoos greifen in die natürliche Schutzschicht von Haut und Haaren ein und zerstören diese. Die Folge ist oft Hautpilz und brüchiges, dünnes Haar, das einfach kein Volumen annehmen will, an der Kopfhaut klebt und schnell fettet. Je öfter man die Haare wäscht, umso schneller fetten sie nach, umso öfter muss man sie wieder waschen und schon hat man einen Teufelskreis in Gang gesetzt. Doch früher, vor nicht allzu langer Zeit, haben sich die Menschen doch auch gewaschen? Oder sind sämtliche Generationen vor uns permanent mit fettigem Haar herumgelaufen? Ganz sicher nicht!

Das Geheimnis ist, dass sich unsere Haut und

unsere Haare von ganz alleine regenerieren, wenn wir sie nur lassen. Wenn wir aufhören, ständig in den natürlichen Kreislauf einzugreifen und andauernd das natürliche Haut- und Haarmilieu zu zerstören, und statt Seife zu benutzen auf klares Wasser umsteigen, erhält man am Ende die Effekte, die man lange mit allen möglichen künstlichen Hilfsmitteln erreichen wollte: Die Haut ist weich und geschmeidig, die Haare voll, voluminös, griffig.

Wer sich davor scheut, nur Wasser zum Waschen zu benutzen und gerne mehr für seine Haut und Haare tun möchte, aber dennoch keine Seifen und Shampoos mehr will, der ist mit diesem Buch gut beraten. Hier finden Sie grundlegende Informationen zu den Inhaltsstoffen herkömmlicher Shampoos sowie einige Alternativen zur Haar- und Hautpflege, die hervorragend funktionieren und garantiert frei von Chemie und synthetisch hergestellten Wirkstoffen sind. Des Weiteren werden wunderbare Tipps und Tricks vorgestellt, wie Sie auf natürliche Weise ihrem Haar Glanz, Geschmeidigkeit und Fülle verleihen, ohne sich und Ihrem Körper zu schaden.

Die wirksamste Medizin
ist die natürliche Heilkraft,
die im Inneren eines jeden von uns liegt.

(Hippokrates,
griechischer Arzt und
'Vater der Heilkunde')

Reinigung, Pflege, Wellness oder Heilung?

Der alternative Weg, sich und seine Haare zu reinigen und zu pflegen ist immer ein bisschen von allem:

Es ist Reinigung - denn es säubert Haut und Haar, entfernt Rückstände von Schweiß, abgeschilferte Hautpartikel und allgemeinen Schmutz. Zwar sind die wenigsten von uns mit Schmutz im Sinne von groben Verunreinigungen konfrontiert, denn normalerweise tollen wir nicht im Dreck herum oder veranstalten Schlammschlachten im Stadtpark, obwohl das unter naturheilmedizinischen Gesichtspunkten nicht immer gleich unter Schmutz fällt; auch haben wir selten mit schweren Ölen zu tun wie zum Beispiel ein Automechaniker oder manch ein Monteur. Aber eben mit 'allgemeinem Schmutz' aus der Umgebung wie Autoabgasen, Umweltgiften und dem allgegenwärtigen Hausstaub. Um diese feinen Partikel abzuwaschen, braucht es in der Regel keine ätzende Chemie.

Es ist Pflege – dem Körper wird nur das zugeführt, was uns die Natur von sich aus zur Verfügung stellt. Alle Inhaltsstoffe sind absolut natürlich und auf rein pflanzlicher Basis, genutzt in Kombination mit Wasser, unserem Lebenselixier.

Es ist Wellness – Verstehen Sie die alternativen

Methoden als 'Wellness' für ihren Körper und damit automatisch auch für Ihre Seele. Tun Sie sich etwas Gutes und nehmen Sie sich Zeit für sich selbst. Gehen Sie behutsam mit sich und ihrem Vehikel, dem Körper, um. Das ist gleichzeitig die beste Krankheitsprävention, die es gibt.

Es ist Heilung – denn die Naturheilkosmetik greift nicht in die natürliche Schutzschicht von Haut und Haaren ein und ermöglicht somit eine nachhaltige Regeneration der Haut und der Haare und die Stärkung des selbstregulierenden Systems.

Ein wesentlicher Teil der alternativen Kosmetik und auch der alternativen Heilmethoden ist Zeit - neben Auszügen von Pflanzen, Wurzeln und Erde. Denn durch viel Zeit und Ruhe, durch natürliche Wirkstoffe, durch die Kraft des Wassers und die Hinwendung zum eigenen Körper fällt das Waschen ohne Seife und Shampoo in beide Kategorien gleichermaßen – es ist Kosmetik und eine Heilmethode. Haut und Haare haben nur so die Möglichkeit, gesund und heil zu werden - und vor allem zu bleiben!

Krankheiten überfallen den Menschen nicht
wie ein Blitz aus heiterem Himmel,
sondern sind die Folgen fortgesetzter Fehler
wider die Natur.

(Hippokrates)

Giftige Inhaltsstoffe
in herkömmlichen Shampoos

Es ist schon lange kein Geheimnis mehr, dass uns herkömmliche Shampoos krank machen können. In der Regel befinden sich in einem Großteil der Shampoos um die 20 synthetisch hergestellten Chemikalien. Zur Einführung zähle ich hier die gängigsten auf.

Ein weit verbreiteter Inhaltsstoff ist das *Natriumlaurylsulfat*, auch *Sodium Laureth Sulfat* genannt. Dieser Stoff wirkt in den Shampoos als Tensid. Tenside haben die Aufgabe, das Haar und die Kopfhaut vollständig von Fetten zu befreien. *Sodium Laureth Sulfat* besitzt ätzende Eigenschaften und greift somit die schmutzige, fettige Schicht der Haut und der Haare an. Es entwickelt in Verbindung mit Wasser eine betäubende Wirkung. Diese betäubende Wirkung ist ein sehr erwünschter Effekt in Shampoos, denn er verhindert, dass es auf der Haut brennt. Verursacht Ihr Shampoo also keine Schmerzen in den Augen oder auf der Kopfhaut, muss es nicht besonders mild sein sondern es bedeutet vielmehr, dass die betäubenden Stoffe ihre Wirkung entfalten.

Sodium Laureth Sulfat wird von der Haut aufgenommen und gelangt so in den Körper. Dort wird es durch die Blutbahn zu den einzelnen Organen transportiert, wo es Langzeitschäden verursachen kann. Dazu zählen vor allem Leber- und Nierenschäden. Diese beiden Organe filtern Giftstoffe aus unserem System und werden bei Intoxikationen *(dt. Vergiftungen)* besonders in Mitleidenschaft gezogen. Bei Kindern ist es möglich, dass sich die Augen nicht richtig entwickeln; bei Erwachsenen kann es zu Grauem Star führen. Häufige Kopfschmerzen und Migräne, Ekzeme, trockene Haut, Hautirritationen, Infektionen der Harnröhre und Krebs sind nicht selten die Folgen von regelmäßiger Vergiftung mit *Sodium Laureth Sulfat*.

Sodium Laureth Sulfat ist ein *PEG-Derivat*. *PEG* ist die Abkürzung für die Stoffgruppe der *Polyethylenglycole*. Oft findet man unter den angegebenen Inhaltsstoffen die Abkürzung *PEG*, meist mit irgendeinem Anhängsel oder einer Zahl hinten angestellt. *PEG-Stoffe* dienen als Emulgatoren und verbinden Wasser mit Fett. Mit anderen Worten sorgen sie dafür, dass das Fett von Haut und Haaren weggewaschen werden kann. Jedoch machen sämtliche *PEG-Stoffe* die Haut durchlässiger für Schadstoffe.

Ursprünglich ist unsere Haut dafür gedacht, unseren Körper vor Umweltgiften und schädlichen Substanzen zu schützen. Doch bei regelmäßiger Anwendung von *PEG-Stoffen* machen wir unser schützendes Organ, die Haut, durchlässiger und somit leichter zugänglich für Giftstoffe und

Krankheitserreger aller Art. Wir schädigen unser Immunsystem und werden anfälliger für Infektionen. Auf der Seite **gifte.de** steht zu *PEG-Stoffen*, den *Polyethylenglycolen*, folgendes:

Symptomatik: Der Stoff kann inhalativ oder oral aufgenommen werden und reizt die Augen. Bereits bei einer Temperatur von 20°C kommt es langsam zu einer toxischen Kontamination der Luft. Eine Einwirkung auf die Augen ist an einer Rötung und Schmerzen zu erkennen. Ein wiederholter oder länger andauernder Kontakt kann eine Sensibilisierung auslösen.

Maßnahmen: Der Patient ist mit umluftunabhängigem Atemschutz aus der kontaminierten Umgebung zu retten. Jeder Patient bekommt mindestens vier Liter Sauerstoff pro Minute. Kontaminierte Kleidung ist zu entfernen und die betroffene Haut ist ausgiebig mit Wasser zu spülen. Bei einer Einwirkung auf das Auge ist dieses zu anästhesieren und sorgfältig zu spülen. Alle weiteren Maßnahmen erfolgen symptomatisch.

Ein weiterer oft verwendeter Inhaltsstoff ist *Benzophenon*. Dieser erscheint auf der Shampooflasche in der Regel mit Nummern im Anhang, z.B. *Benzophenon 4*. Dieses steht im Verdacht, wie das weibliche Hormon *Östrogen* zu wirken. Es wird über die Haut aufgenommen und wurde sogar schon in der Muttermilch nachgewiesen. *Benzophenon* wirkt stark allergetisierend und wird mit Krebs in Verbindung gebracht. Auch hier finden sich auf der Internetseite **gifte.de** weitere Informationen:

Symptomatik: Der Stoff kann oral, über eine Inhalation oder über die Haut (Kontaktgift!!) aufgenommen werden und reizt die Haut, die Augen und die Atemwege. Bereits bei einer Temperatur von 20°C kommt es schnell zu einer toxischen Kontamination der Luft. Eine Einwirkung auf die Augen und / oder die Haut ist an einer Rötung zu erkennen. Nach einer inhalativen Aufnahme hat der Patient Halsschmerzen. Es gibt kaum Informationen über die Wirkung des Stoffes auf den menschlichen Körper. Aus diesem Grund ist größte Vorsicht geboten.

Maßnahmen: Der Patient ist mit umluftunabhängigem Atemschutz aus der kontaminierten Umgebung zu retten. Es kann notwendig werden, den Patienten zu beatmen. Jeder Patient bekommt mindestens vier Liter Sauerstoff pro Minute. Kontaminierte Kleidung ist zu entfernen und die betroffene Haut ist ausgiebig mit Wasser zu spülen. Bei einer Einwirkung auf das Auge ist dieses zu anästhesieren und sorgfältig zu spülen. Alle weiteren Maßnahmen erfolgen symptomatisch. Eine klinische Überwachung hat auf jeden Fall zu erfolgen.

Vorsichtsmaßnahmen: Offene Flammen und Funkenbildung sind zu vermeiden. Es darf nicht geraucht werden. Die Haut und die Augen sind mit geeigneten Schutzmaterialien zu schützen.

Kommen wir zu den allseits bekannten und viel diskutierten *Silikonen*. *Silikone* sind schädlich, das ist heute wohl allen klar. Es gibt mittlerweile sogar schon Kosmetikhersteller, die ihre Produkte damit bewerben, dass eben **keine** *Silikone* darin enthalten sind.

Wenn Sie bisher Produkte mit *Silikonen* verwendet haben und auf Produkte ohne *Silikone* umsteigen wollen, dann wundern Sie sich nicht, wenn Ihre Haare erst einmal schlechter aussehen als vorher. Möglicherweise werden sie stumpf, strohig und lassen sich schwer kämmen. Sobald sich das Haar jedoch davon erholt hat, wird diese Phase überwunden und mit der Zeit werden sie sogar schöner als vorher.

Was ist eigentlich so schädlich an *Silikonen*? *Silikone* sind mit flüssigem Plastik zu vergleichen. Sie überziehen das Haar und die Kopfhaut mit einem feinen, unsichtbaren Kunststofffilm. Dieser Film versiegelt das Haar und die Kopfhaut. Es kann weder Pflege, Feuchtigkeit noch Sauerstoff an das Haar gelangen. Dies führt zwangsläufig zu einer Unterversorgung der Haarwurzeln, was wiederum zu Haarausfall führen kann. Auch *Silikonöle* haben die beschriebene Wirkung. *Silikonöle* verstecken sich hinter vielen Namen, wie zum Beispiel *Dimeticone* und *Cyclopentasiloxane*, und sind immer chemischer

Herkunft.

Des Weiteren gibt es das sog. *Polyquaternium*. Dies ist ein *Antistatikum*. *Antistatika* sorgen dafür, dass sich die Haare nicht elektrostatisch aufladen. Die elektrostatische Aufladung der Haare ist das Resultat von Reibungseffekten wie z.B. Kämmen.

Antistatika, wie das *Polyquaternium,* sind mit *Acrylamid* angereichert. *Acrylamid* gilt als hochgiftig. Es wirkt nachweislich krebserzeugend, erbgutverändernd, giftig, reizend, sensibilisierend und wird als fortpflanzungsgefährdend eingestuft. *Polyquaternium* ist außerdem selbst im Klärwerk nicht abbaubar und belastet unser Trinkwasser erheblich und nachhaltig.

Ein weiterer weit verbreiteter Inhaltsstoff ist *Parfum*. *Parfume* sind mittlerweile so gut wie überall zu finden. Es gibt kaum mehr ein kosmetisches Produkt, das ohne *Parfume* auskommt. In Tierversuchen hat sich jedoch eine leberschädigende, krebserregende und erbgutverändernde Wirkung gezeigt. Außerdem stehen sie im Verdacht, die Nerven zu schädigen.

Auch Farbstoffe finden sich heute überall und zwar nicht nur in Blond-, Rot-, Braun- und Schwarzshampoos und anderen färbenden Produkten, sondern auch in einfachen Colour-Protection-Shampoos. Sie sind meist mit der Abkürzung *CI* und einer Nummer gekennzeichnet. Diese Stoffe sind immer chemischer Herkunft. *CI* greift die Leber an und kann *Anilin* abspalten. *Anilin* ist ein Farbstoff-Baustein und gehört zur Gruppe der *aromatischen Amine*. Im Tierversuch hat er sich zu 100% krebserregend herausgestellt.

All diese Chemikalien – und noch viele mehr - gelangen beim Waschen der Haare durch die Poren unserer Kopfhaut in unseren Körper. Vor allem die betäubenden Stoffe können das Haarwachstum gravierend beeinträchtigen, unter anderem schlicht und ergreifend dadurch, dass sie den Blutfluss zu den Haarfollikeln verringern und die entsprechenden Zellen paralysieren. Doch sie können einen weitaus größeren Schaden anrichten. Die tieferen Schichten der Kopfhaut werden durch die Betäubungsmittel geradezu außer Gefecht gesetzt. Im Ergebnis werden die Zellen geschädigt. Die Folge ist Haarausfall.

Weitere Folgen, die durch das wiederholte Eindringen der beschriebenen, giftigen Substanzen in unseren Körper entstehen, sind Langzeitschäden mit unvorhersehbaren Folgen. Diese werden sich in Zukunft vermehrt durch sog. Volkskrankheiten und weit verbreitete Gesundheitsschäden bemerkbar machen.

Es gibt immer wieder Leute, die Haut und Haar nur mit Wasser oder alternativen Methoden waschen und feststellen, dass ihre Haare wie verrückt zu wachsen beginnen. Dieses Phänomen kann ich nur bestätigen. Allein durch das Weglassen sämtlicher chemischer Substanzen hat sich mein Haarwachstum enorm beschleunigt. Ein weiterer Grund, sich von chemischen Produkten zu verabschieden. Der gesundheitliche Nutzen für Mensch und Natur steht natürlich außer Frage.

Für weitere Informationen verweise ich auf ein paar Seiten, von denen ich sehr hilfreiche Informationen zu diesem Kapitel bezogen habe:

gifte.de

codecheck.info

hairweb.de

Wohlgetan ist es,
die Gesunden sorgfältig zu führen,
damit sie nicht krank werden.

(Hippokrates)

```
*******************************************************
```

Wichtiger Hinweis

Prognosen besagen, dass die Zukunft große Probleme mit sauberem Trinkwasser bringt und dass sauberes Trinkwasser immer knapper wird. Schon heute gibt es kein Grundwasserreservoir auf diesem Planeten mehr, das nicht mit Chemikalien durchsetzt ist. Eine erschreckende Tatsache und ein beängstigender Gedanke.

Wir können dem entgegenwirken und dafür sorgen, dass auch in Zukunft sauberes Trinkwasser erhalten bleibt, wenn wir alle gemeinsam aufhören, unser Wasser weiter zu belasten. Eine oft unterschätzte Quelle der erheblichen Vergiftung für unser Grundwasser stellen synthetisch hergestellte

```
*******************************************************
```

****

Chemikalien dar, wie sie in Shampoos, Duschgels und sonstigen Reinigungsmitteln zu finden sind. Die meisten Inhaltsstoffe sind nicht biologisch abbaubar und auch im Klärwerk nicht aus dem Wasser zu entfernen. Überreste verbleiben also im Wasser und schädigen es nachhaltig.

Die in diesem Buch vorgestellten alternativen Haarshampoos und Kuren sind ausschließlich auf natürlicher Basis, bestehen nicht aus chemischen Inhaltsstoffen und sind zu 100% biologisch abbaubar. Die Entscheidung für eine natürliche und alternative Körperpflege ist gleichzeitig die Entscheidung für eine saubere Umwelt und den Erhalt unseres Ökosystems, mit dem unser aller Leben verknüpft ist und von dem unser aller Überleben abhängt.

****

Mach Dir nicht vor,
Du wolltest Irrtümer in der Natur verbessern.
In der Natur ist kein Irrtum,
sondern der Irrtum ist in dir.

(Leonardo Da Vinci)

Der Umstellungsprozess

Manche Menschen haben ihre Haare lange Zeit mit herkömmlichen Produkten gewaschen. Einige werden bisher noch nie etwas Alternatives genutzt haben und kennen seit ihrer Kindheit nichts anderes als Chemikalien für den Kopf und die Haut. Ich zählte zu den Letzteren.

Wenn man sich entschließt, auf herkömmliche Produkte zu verzichten, wird der Körper durch einen Umstellungsprozess geschickt. Das Trügerische an diesem Umstellungsprozess ist: Im ersten Moment sieht man schlimmer aus als vorher. Die Haare sind möglicherweise strohig, fettig, spröde und unkämmbar. Man hat das Gefühl, keine alternative Methode funktioniert und ist versucht zu meinen, diese ganzen alternativen Shampoos sind totaler ~~Scheißdreck~~ Quatsch. An dieser Stelle möchte ich Sie beschwichtigen: Haben Sie Geduld! Sobald Sie alle chemischen Produkte weglassen, tritt das zu Tage, was die herkömmlichen Produkte mit all ihren Chemikalien verdeckt haben: kaputte Haarstruktur, geschädigter Schutzmantel der Haare, Trockenheit, Spliss.

Einmal aufgetragene Chemikalien können bis zu 6 Monate im Haar verbleiben und am Haarschaft kleben! Dauerhafte Colorationen sogar noch länger. Der Umstellungsprozess wird also Zeit brauchen. Keine Angst! - die Rede ist NICHT von sechs

Monaten, aber ein bis zwei können es schon mal werden.

Bitte lassen Sie sich dadurch nicht beirren! Denn wenn sich Ihr Haar erholt hat und das natürliche Milieu der Haare wieder hergestellt ist - und es stellt sich wieder her, egal wie lange Sie Synthetika benutzt haben - dann sind Ihre Haare schöner als je zuvor. Und das kann ich mit ziemlicher Sicherheit sagen, denn der Unterschied von vorher zu nachher ist simpel: Ihre Haare werden gesund sein. Sie werden echt sein. Sie sind nicht mehr von irgendeinem ~~Gift~~ chemischen Inhaltsstoff verklebt, sondern zeigen sich in ihrer ureigenen, naturgegebenen Schönheit. Und diese ist mit nichts zu vergleichen und vor allem: durch nichts zu ersetzen!

Ich muss als Beratender
die Wahrheit des Patienten sein,
seine Wahrheit kennen
und nach seiner Wahrheit behandeln.
Es gibt keine allgemeingültigen Rezepte,
anwendbar auf alle Individuen.

(Erich Köbler,
Doctor for energetic Healing-Methods)

Ei-Honig-Zitronen-Shampoo

Wer schöne, volle, glänzende und geschmeidige Haare haben möchte, ist nicht gezwungen, auf die Chemie zurück zugreifen. Es gibt sehr gute und natürliche Alternativen für herkömmliche Shampoos. Die erste, sehr bekannte und im Internet vieldiskutierte Alternative, ist das Ei-Honig-Zitronen-Shampoo, das jeder ganz einfach und ohne viel Aufwand zu Hause herstellen kann. Hier das Rezept:

Ein Ei. Wer hätte es für möglich gehalten? Das Ei ist eine hervorragende Grundlage vieler Shampoomischungen, die im Weiteren hier vorgestellt werden. Viele meinen, es wäre richtig, nur das Eigelb zu verwenden, doch davon rate ich ab. Das Eigelb allein ist sehr alkalisch und stimmt nicht mit dem PH-Wert unseres Haares überein.

Das Milieu unserer Haare ist sauer. Der PH-Wert liegt bei ca. 5,5. Neutral ist ein Wert von 7. Das Eiweiß wiederum hat einen säuerlichen PH-Wert und gleicht das Basische des Eigelbs aus, was in der Anwendung wesentlich besser für die Haare ist.

Was ist nun so gut an dem Ei? Was enthält es, dass es in der Haarpflege immer wieder Erwähnung findet? Und das nicht nur in herkömmlichen Shampoos, die mit den Inhaltsstoffen vom Ei werben. Schon Hildegard von Bingen führte es in ihrer Schönheitspflege auf und wusste um seine

Eigenschaften und Wirkungsweise.

Das Ei ist im Allgemeinen ein guter Feuchtigkeitsspender für Haut und Haare. Es enthält viel Vitamin E. Vitamin E schützt die Zellmembran - die Außenwände unserer Zellen - und sorgt dafür, dass das Haar nicht brüchig wird oder austrocknet. Auf diese Weise erhöht es die Festigkeit der Haare und stärkt die Haarwurzel.

Die Pantothensäure ist ebenfalls ein wesentlicher Bestandteil des Eis. Es gehört zur Gruppe der B-Vitamine und ist verantwortlich für die Gesunderhaltung der Haut, sowie für die Entgiftung und den Stoffwechsel der Gewebe. Dadurch beugt es dem Ergrauen der Haare vor. Dr. Kathrin Metz-Müller und Dr. Holger Metz nennen die Pantothensäure in ihrem Buch *Gesunde Ernährung* den Anti-Graue-Haare-Faktor.

Auch Schwefel gehört auf die Liste der Inhaltsstoffe, eines der am meisten unterschätzten Wirkstoffe in unserer Nahrung. Viele kennen nur die giftigen Eigenschaften von Schwefelverbindungen, zum Beispiel Schwefeldioxid oder Schwefelwasserstoff. Dabei hat Schwefel eine große Bedeutung für den Menschen. Er ist verantwortlich für die Bildung von Geweben und Knorpel, vor allem für die Haare. Eine kräftige Haarstruktur und guter Haarwuchs sind unter anderem auf eine ausreichende Versorgung mit Schwefel zurückzuführen.

Auch Lecithin spielt eine wichtige Rolle in der Haarpflege, da es zu den wichtigsten Bausteinen

31

der Zellmembran gehört. Lecithin versorgt das Haar mit Feuchtigkeit und baut den natürlichen Schutzmantel des Haares wieder auf. Das ist entscheidend für alle, die von herkömmlichen, silikonhaltigen, synthetisch belasteten Produkten auf natürliche Shampoos umsteigen wollen, denn der natürliche Schutzmantel ist überlebenswichtig für das Haar. Ohne ihn werden die Haare spröde, stumpf, trocken und brüchig. Leider greifen Seifen und Shampoos genau diesen Schutzmantel an, zerstören ihn und legen stattdessen eine künstliche Schicht um das Haar. So kommt es, dass das Haar meist furchtbar aussieht, setzt man die chemischen Produkte plötzlich ab. Das einzelne Haar ist jeglichen Schutzes beraubt. Der natürliche Mantel ist schon seit langem zerstört, der chemische Mantel ist auf einmal nicht mehr vorhanden. Das Lecithin im Ei trägt wesentlich zum Wiederaufbau der natürlichen Schutzschicht bei, die für unsere Haare vorgesehen ist und die sich in natürlichem Glanz, guter Kämmbarkeit, Geschmeidigkeit und Fülle zeigt.

Ein weiteres Wunderwerk der Natur ist der Honig, von dessen Wirkung man schon zur Zeit Cleopatras wusste und dem nicht nur heilende sondern auch verjüngende Eigenschaften nachgesagt werden. Die Nachricht seiner geheimnisvollen Kräfte gelangte von Ägypten über das antike Griechenland bis nach Rom. Seitdem wird er in allen Bereichen der Schönheitspflege angewandt. Auch hierzu fanden

Forscher in den Archiven der Hildegard von Bingen alte Rezepturen und Anwendungen. Eine davon: die Ei-Honig-Zitronen-Haarkur. Sie ist sowohl Shampoo als auch Kur, denn ihre Zusammensetzung dient nicht nur der Reinigung und Entfettung, sondern auch der Pflege.

Im Honig sind milde Säuren enthalten, die den natürlichen Säuren auf der menschlichen Haut und den Haaren entsprechen und so den berühmten und lebenswichtigen Säureschutzmantel stärken. Und er enthält Enzyme, die Katalysatoren unseres Stoffwechsels. Sie sorgen in den Zellen dafür, dass die Katalyse, also das Ein- und Ausschleusen von Stoffen in und aus den Zellen, stattfindet. Ohne Enzyme kein Stoffwechsel. Auf der Haut und den Haaren sorgen sie dafür, dass pflegende Inhaltsstoffe ins Haar gelangen können und Schmutzpartikel aus- und abgewaschen werden, und das, ohne den Säureschutzmantel zu zerstören! Eine Leistung, die kein synthetisch hergestelltes Reinigungsmittel nachahmen kann. Somit ist auch der Honig ein wichtiger Bestandteil bei der Entwöhnung von herkömmlichen Shampoos.

Die Zitrone ist ebenfalls ein echtes Allround-Talent. Sie enthält viel Kalium, das für die Regulation des Zellwachstums zuständig ist. Oft wird Kalium zur Nahrungsergänzung bei Haarausfall empfohlen. Auch der hohe Vitamin-C-Gehalt kommt dem Haarwuchs zugute, denn es wird von den Blutkörperchen benötigt, um Eisen zu binden und zu den Haarwurzeln zu transportieren. Allerdings spielt dies eher eine Rolle bei der innerlichen Anwendung. Wer schöne Haare haben möchte, sollte unbedingt auf eine ausreichende Zufuhr von Vitamin C und Kalium achten!

Die Säure der Zitrone unterstützt den Reinigungsprozess, ohne das Haar anzugreifen. Dazu ist es allerdings wichtig, dass der Zitronensaft in der Shampoomischung nicht zu hoch konzentriert ist.

Wenn man den Saft der Zitrone in konzentrierter Form anwendet, wirkt er aufhellend. Davon kann ich allerdings abraten, denn einen aufhellenden Effekt erzielt man immer nur dadurch, dass man die äußere Haarstruktur aufbricht und dem Haar Farbpigmente entzieht. Das hört sich nach ungesundem Stress für das Haar an, und genau das ist es auch. Wer seine Haare schonen möchte, lässt die Finger von aufhellenden Methoden aller Art, klingen sie auch noch so 'natürlich'. Sie sind es genau genommen nie.

Das Mischungsverhältnis:

Je nach Haarlänge: ein bis zwei Eier, einen Teelöffel flüssigen Honig und nicht mehr als den Saft einer halben Zitrone. Alternativ kann auch Zitrone aus der Flasche verwendet werden, das funktioniert ebenfalls sehr gut.

Rühren Sie die Zutaten zusammen bis sich der Honig aufgelöst und die Eier mit dem Rest verbunden haben. Dann beginnen Sie damit, sich die Mischung langsam mit den Fingerspitzen in die Kopfhaut einzumassieren. Das Massieren der Kopfhaut hat den Vorteil, dass Sie die abschilfernde Schuppenschicht entfernen, denn die Kopfhaut schuppt sich immer ab, egal ob wir das in Form von Schuppen sehen oder nicht. Doch dieser Prozess ist immer im Gang. Außerdem wirkt die Kopfmassage belebend für die Kopfhaut. Regelmäßig durchgeführt, fördert sie das Haarwachstum und unterstützt die Haut bei der Aufnahme von Inhaltsstoffen, die so zu den Haarfollikeln gelangen können.

Anschließend verteilen Sie die Mischung in die Haarlängen. Eine gute und unkomplizierte Methode ist, den Kopf über die Badewanne oder das Duschbecken zu halten und kopfüber zu arbeiten. Die Rückstände kann man leicht wegwaschen und weder der Badezimmerboden noch die Kleidung wird beschmutzt.

Am besten ist es, wenn Sie eine Duschhaube zur Hand haben. Stecken Sie die Haare hoch, wenn sie nicht halten, ziehen sie die Duschhaube darüber und über die Duschhaube wickeln Sie ein Handtuch oder setzen einfach eine Mütze auf. Sollten Sie keine Duschhaube zur Hand haben, nehmen Sie einfach Frischhaltefolie, wenn Sie nicht möchten, dass ihr Handtuch oder ihre Mütze dieselbe Haarkur erhält wie Sie.

Sie können diese Kur praktisch so lange einwirken lassen, wie Sie wollen. Wenn Sie die Mischung als

Shampoo verwenden möchten und wenig Zeit haben, reichen 5 Minuten um das Haar zu entfetten. Dazu ist es auch nicht unbedingt nötig, bei jedem Waschgang die gesamten Längen mitzuversorgen, denn meistens sind es ja die Haaransätze, die gereinigt werden müssen. Beim Ausspülen gelangen dann noch genügend Pflegestoffe in die Längen, um sie mitzunähren und ihnen Glanz zu verleihen. Ich empfehle Ihnen, die Mischung als Kur oder besser noch: als Shampoo und Kur zu verwenden. Beziehen Sie die Längen mit ein und erlauben Sie ihren Haaren, die Wirkstoffe in Ruhe aufzunehmen. Eine Einwirkzeit zwischen 20 Minuten und einer halben Stunde ist ideal.

Im Anschluss waschen Sie die Mischung gründlich wieder aus. Das Wasser sollte beim Ausspülen möglichst kühl sein. Dadurch legt sich die Schuppenschicht an den Haarschaft an und das Haar ist quasi 'geschlossen'. Zu warmes Wasser bewirkt, dass die äußere Schuppenschicht 'offen' bleibt. Geht man dann mit einem Frotteehandtuch ins Haar und rubbelt die Haare ab, kann es leicht passieren, dass man sie dadurch schädigt. Achten Sie also darauf, dass das Wasser kalt ist. Sollten Sie die Haare unter der Dusche waschen, gibt es folgenden Trick: Spülen Sie Ihr Haar wie gewohnt unter der Dusche aus. Wenn Sie dann aus der Dusche bzw. der Badewanne steigen, trocknen Sie sich ab und spülen Sie ihre Haare noch einmal kalt nach. Dazu ist es nicht nötig, kalt zu duschen. Das

Nachspülen mit kaltem Wasser schließt das Haar nach dem Ausspülen ebenso wie eine komplette Wäsche mit kaltem Wasser.

Sollten Sie den Saft einer echten Zitrone nehmen und keinen Saft aus der Flasche, prüfen Sie sorgfältig, dass alle Reste, auch kleinste Stücke Fruchtfleisch, herausgewaschen sind. Auch bei der besten Presse finden diese nämlich immer irgendwie ihren Weg in den Saft und somit auch in Ihr Haar und es sieht irgendwie merkwürdig aus, wenn man morgens zur Arbeit geht und noch die Essensreste vom Vortag in den Haaren hat.

Rubbeln Sie Ihre Haare nach dem Waschen *nicht* trocken! Wenn möglich, drücken Sie sie vorsichtig in einem Handtuch aus und lassen sie dann lufttrocknen.

Das Ei-Honig-Zitronen-Shampoo ist eine wunderbare Methode, das Haar zu entfetten und gleichzeitig zu pflegen. Das Haar wird herrlich weich, geschmeidig und glänzt sehr schön. Der natürliche PH-Wert bleibt erhalten, das natürliche Haut- und Haarmilieu wird nicht angegriffen und zerstört. Diese Pflegekur ist der optimale Einstieg in die Welt der Naturheilkosmetik.

Nicht der Arzt heilt, sondern die Natur.
Der Arzt kann nur ihr getreuer Helfer und Diener sein.
Er wird von ihr,
niemals aber die Natur vom ihm lernen.

(Hippokrates)

Ghassoul

die Wascherde

Eine weitere Alternative zu herkömmlichen Haarshampoos ist Wascherde. Bei meinen Recherchen bin ich auf viele Erfahrungsberichte gestoßen, die im Grundtenor nicht besonders begeistert von dieser Methode sind. Es wird immer wieder davon berichtet, dass die Haare durch das Waschen mit Wascherde stumpf, strohig und unkämmbar werden. Das ist auch richtig und die Erfahrung habe ich auch gemacht - wenn die Wascherde falsch angewandt wird. Geht man mit der Erde um wie mit einem Shampoo, wird man genau dieses Ergebnis erzielen.

Dasselbe Desaster wird geschehen, wenn man Wascherde zur Entwöhnung von chemischen Produkten benutzt, da die synthetischen Rückstände das Haar verkleben und es unkämmbar machen. An dieser Stelle sei nochmals erwähnt: die chemischen Rückstände können bis zu 6 Monate nach der letzten Haarwäsche mit herkömmlichen Produkten am Haarschaft haften!

Grundsätzlich ist Wascherde jedoch ein hervorragendes Mittel, um die Haare und auch die Haut auf schonende Weise zu reinigen, ohne dabei den natürlichen Säureschutzmantel zu zerstören. Die Haut ist nach dem Waschen weich und fühlt sich wunderbar rein und sanft an, ohne trocken zu sein. Die Haare sind geschmeidig, glänzend und ebenfalls sehr weich. Feine Haare erhalten mehr Volumen, fettige oder leicht fettende Haare werden sich regenerieren und langsamer nachfetten. Auch schuppige Kopfhaut erholt sich und die vermehrte Schuppenbildung sollte ebenfalls im Laufe der Zeit nachlassen.

Die Anwendung:

Es reichen 2 Teelöffel Wascherde für eine Haarlänge von 60 cm. Die Erde wird mit warmem Wasser angesetzt und sollte ungefähr 5 Minuten quellen, bevor sie auf die Kopfhaut und das Haar aufgetragen wird. Es muss kein Brei entstehen; die Lösung darf ruhig wässrig sein. Auch wenn es ungewohnt ist, sich mit solch einer wässrigen Lösung die Haare zu waschen: nutzen Sie lieber etwas mehr Wasser als zu wenig. Ein zu dick angerührter Brei führt oft zu negativen Ergebnissen wie stumpfen und verklebten Haaren.

Vor allem ist Wascherde, anders als die erste vorgestellte Alternative, ein Mittel, um die Haare zu waschen. Es reicht tatsächlich, die Kopfhaut und die Ansätze zu behandeln und nicht die ganzen Längen mitzubedienen. Solange die Längen nicht explizit fettig sind, was ja selten der Fall ist, reicht es, wenn beim Auswaschen die wässrige Erdelösung durch das restliche Haar läuft. Eine Einwirkzeit von fünf

Minuten sollte reichen, um das überschüssige Haarfett zu binden.

Doch es gibt noch eine weitere Methode, Wascherde zu benutzen. Bei dieser gibt es ein Geheimnis: das Ei. Schlagen Sie in die Mischung ein Ei. Sie können auch schlicht und ergreifend das Ei-Honig-Zitronen-Shampoo mit 1 bis 2 Teelöffeln Wascherde erweitern und so die Waschwirkung dieser Zusammensetzung erhöhen. Idealerweise entsteht eine cremig-flüssige Substanz, die sich hervorragend auf der Kopfhaut und in den Haaren verteilen lässt. Diese Methode empfehle ich auch allen, die ihre Haare von herkömmlichen Produkten entwöhnen wollen und die Reinigungskraft des Ei-Honig-Zitronen-Shampoos erhöhen möchten.

Die Haare müssen nicht nass sein, doch es ist von Vorteil, wenn sie es sind. Am besten, Sie wenden diese Methode genau so an wie das Ei-Honig-Zitronen-Shampoo. Arbeiten Sie über Kopf und beginnen Sie, die Mischung langsam in die Kopfhaut einzumassieren. Dann verteilen Sie den Sud allmählich in die Längen. Sie können die Mischung bis in die Spitzen verteilen, wenn Sie zusätzlich zur Entfettung der Haare eine Kur wünschen. Es nährt die Haare hervorragend.

Wascherde hat die Eigenschaft, Giftstoffe zu binden ohne das natürliche Milieu der Haare zu stören. Deshalb wird Erde auch gern innerlich in Form von Heilerde angewandt, die den Verdauungstrakt saniert und reinigt, von Pilzen und Bakterien befreit, ohne Schaden anzurichten. Im Gegenteil: die Erde führt zur Stabilisierung des körpereigenen Säure-Basen-Gleichgewichts und greift die Haut in keiner Weise an. Auch die inneren Häute des Magen-Darm-Trakts nicht.

Nehmen Sie Wascherde zur Gesichtsreinigung, benötigt ihre Haut danach möglicherweise keine weiteren Pflegeprodukte mehr, da sie nicht ausgetrocknet ist. Im Gegensatz zu herkömmlichen Produkten gibt es auch keine Spannungsgefühle auf der Haut, denn der Säureschutzmantel wird nicht angegriffen und in Mitleidenschaft gezogen.

Sollten Sie sehr fettige Haare haben, zum Beispiel nach einer Ölkur, dann können Sie eine zweite, eher wässrige Mischung ansetzen, in der ausschließlich Wascherde enthalten ist. Diese muss kein Brei sein. Es reicht, wenn in einem Glas warmem Wasser, ca. 250 ml, ein gestrichener Teelöffel Erde gelöst wird. Diese 5 Minuten quellen lassen und nach dem Auswaschen der ersten Lösung noch einmal über den Kopf laufen lassen, dabei die Haare etwas massieren, um die Verteilung der Erde zu unterstützen. Es dient quasi als Spülung.

Lassen Sie den Sud etwa weitere 5 Minuten einwirken und waschen Sie ihn dann _sorgfältig_ aus. Das ist für den gesamten Prozesses am wichtigsten! Machen Sie nicht den Fehler und denken, die Erde lässt sich so leicht auswaschen wie ein Shampoo, denn das ist nicht der Fall, auch wenn sich Ihre Haare unter laufendem Wasser schon sauber anfühlen. Lassen Sie sich lieber etwas länger Zeit, als vorschnell das Auswaschen zu beenden und dann am Ende mit unkämmbaren Haaren dazustehen, weil unsichtbare Reste der Erde an den Haarschäften zurück bleiben und das Haar verkleben.

Bei der letzten Spülung sollte das Wasser - wie immer - so kalt wie möglich sein. Einfach aus der Dusche oder der Wanne treten und den Kopf unter kaltem Wasser noch einmal nachspülen.

Lassen Sie Ihr Haar wie immer, wenn möglich, lufttrocknen. Ihre Haare sollten in trockenem Zustand leicht kämmbar, weich, seidig glänzend und voluminös sein.

Für alle, die Probleme mit der 'normalen', braunen Wascherde haben, existiert eine Alternative: weiße Erde. Weiße Erde gibt es in Pulverform oder aber auch als vorgefertigte Mischung aus der Tube. Beides ist zu empfehlen. Das Pulver ist genau so anzumischen und anzuwenden wie die braune Erde. Die Erde aus der Tube hat jedoch eine Besonderheit: Sie ist cremig, in der Hand verteilt fast so cremig wie eine normale Creme. Das kommt daher, dass weiße Erde extrem fein ist. Sie ist viel feiner als braune Erde und entsprechend geeignet für feine, dünne, zu Trockenheit neigende Haare.

Weiße Erde aus der Tube muss nicht extra mit

Wasser angemischt werden, sondern kann ganz einfach in den Handflächen verteilt und auf die Kopfhaut und ins Haar einmassiert werden. Das gleiche gilt für braune Wascherde aus der Tube, die ebenfalls als chemiefreies Fertigprodukt auf dem Markt ist.

Die Reinigungswirkung von weißer Erde ist sehr mild. Sie ist so mild, dass man eher von einer Kur sprechen kann als von einer reinigenden Substanz. Aber für alle, deren Haare nicht übermäßig fettig sind, ist weiße Erde eine wunderbare Alternative. Auch für Menschen, die sich täglich die Haare waschen müssen, weil ihr Ansatz leicht und schnell nachfettet, ist die weiße Wascherde hervorragend geeignet.

Ich persönliche liebe diese Erde. Es reicht bei nachfettendem Ansatz, die Kopfhaut mit weißer Erde zu massieren. Die Ansätze sollten dabei bedeckt sein. Lassen Sie die Erde 10 bis 15 Minuten einwirken, bevor Sie sie gründlich ausspülen. Das Ergebnis sind leichte, duftende und natürlich gereinigte Haare, deren natürliches Milieu geschützt wird und erhalten bleibt.

Alles,
was gegen die Natur ist,
hat auf Dauer keinen Bestand.

(Charles Darwin)

Lawsonia Inermis oder

Henna

Eine weitere Methode, um sein Haar zu entfetten, ist Henna. Ja, Sie haben richtig gelesen: Henna. Henna gibt dem Haar, ähnlich wie Wascherde Fülle, Volumen und neutralisiert das Fett, richtigerweise den Talg, der von den Drüsen der Kopfhaut produziert wird.

Die Anwendung:

Henna kann sowohl allein wie auch als Zutat in anderen Mischungen benutzt werden. Es ist gut möglich, in die eben beschriebene Mischung ein oder zwei Löffel Henna zu geben. Das Henna unterstreicht noch einmal den Glanz der Haare und – je nach Farbwahl – die natürliche Haarfarbe.

Wenn Sie Henna pur nutzen wollen, geht das natürlich auch. Dazu müssen Sie NICHT, wie bei einer Färbung, den Inhalt einer ganzen Packung Henna verbrauchen; es reicht eine kleine Menge, die - genau wie die Wascherde - mit den Fingerspitzen in die Kopfhaut einmassiert wird und die Sie langsam über die Ansätze ins Haar verteilen. Die Längen, die ohnehin nie wirklich fettig sind, müssen nicht jedes Mal komplett mitbehandelt werden. Lassen Sie Ihre Längen möglichst in Ruhe und erlauben Sie ihnen, ihre eigene, natürliche Balance zu finden. Greifen Sie nicht zu oft in diesen

Prozess ein. Ein tägliches Zerstören des körpereigenen Milieus ist *nicht* förderlich für die Gesundheit. Alternative Shampoos und Haarkuren regenerieren ihr Haar soweit, dass ein bis zwei Haarwäschen pro Woche ausreichen, damit es talgfrei bleibt und schön aussieht.

Selbstverständlich können die alternativen Methoden auch für die Längen genutzt werden. Sie schaden nicht. Sie zerstören nicht. Sie greifen nicht in den natürlichen Schutz der Haare und der Haut ein. Henna kann bedenkenlos einmal pro Woche als Kur angewandt werden. Vor allem geschädigte Haare profitieren davon.

Ideal ist eine Wassertemperatur von 50 C° zum Anrühren der Mischung, doch wenn das Wasser einfach nur warm bzw. heiß ist, funktioniert es auch. Heißes Wasser, zum Beispiel aus dem Wasserkocher, sollte jedoch nur zum Anrühren benutzt werden. Bitte wenden Sie die Mischung erst an, wenn sie soweit abgekühlt ist, dass sie sich angenehm auf der Haut anfühlt. Die wässrige Hennamischung, in den Ansätzen verteilt, sollte 5 bis 10 Minuten im Haar verbleiben bevor sie gründlich ausgespült wird.

Wenden Sie Henna als Zusatz in der Ei-Honig-Zitronen-Wascherde-Mischung an, darf der Sud gerne länger einziehen. Die pflegende Wirkung der Mischung wird durch das Henna verstärkt.

Nehmen Sie sich eine Kopfhaube und halten Sie

Ihren Kopf während der Einwirkzeit warm.

Selbst wenn Sie keine alternativen Methoden der Haarreinigung nutzen, muss das Henna nicht mit Shampoo ausgewaschen werden, wie landläufig angenommen. Es erfordert nur etwas mehr Geduld, die Mischung unter der Dusche oder in der Wanne allein mit Wasser auszuspülen. Doch lassen Sie sich auch hier wieder Zeit. Zeit ist bei den meisten alternativen Methoden der Schlüssel zur Wirksamkeit. Wenn Sie versuchen, schnell mal den Kopf unter Wasser zu halten und das Pulver auszuwaschen, werden Sie Ärger haben, denn das funktioniert nicht.

Wasser ist in jedem Fall eine heilende Substanz. Beim Auswaschen aller alternativen Haarwaschmittel gilt, was schon oben beschrieben ist: Nutzen Sie das Wasser! Lassen Sie es sich in Ruhe über den Kopf laufen, schließen Sie die Augen und genießen Sie die Augenblicke, die nur ihnen gehören. Sie brauchen nichts weiter zu tun als darauf zu vertrauen, dass das Wasser seine Wirkung entfaltet.

Wenn Sie die Mischung gut ausgespült haben, dann erlauben Sie Ihrem Haar, wenn möglich, luftzutrocknen. Das ist die schonendste Methode der Haartrocknung.

Wenn Sie Henna gern als Kur anwenden möchten, dann sollte die Mischung entsprechend reichhaltiger bemessen sein. Je nach Haarlänge sollte genügend Henna angerührt werden, um das gesamte Haar zu bedecken. Auch eine Färbung ist eine Kur! Die pflegende und schützende Wirkung des Hennastrauches und der in der Mischung enthaltenen pflanzlichen Wirkstoffe sind reichhaltig, pflegend und gesund für das Haar.

Der Unterschied zwischen farblosem und färbendem Henna ist folgender: Werden die Bestandteile der Lawsonia Inermis, des Hennastrauches, geerntet, getrocknet und zu Pulver vermalen, erhält man Hennapulver mit färbender Wirkung. Für farbloses Hennapulver werden in den meisten Fällen die Blätter der Senna Italica, botanisch Cassia Obovata, benutzt und das Pulver im selben Verfahren hergestellt. Beides hat eine pflegende und reinigende Wirkung für die Haare, wobei die Wirkung der Lawsonia Inermis stärker ist als die der Cassia Obovata.

Henna ist von Natur aus rot. Braun-, Schwarz- und Blondtöne entstehen durch Zugabe bestimmter Pflanzen, welche im Ergebnis die entsprechenden Farben erzeugen. Da die Hennapflanze an sich ein natürliches Rot besitzt, kann es passieren, dass blondes Henna bei zu langer Einwirkzeit rotstichig wird. Deshalb wird davon abgeraten, helles Henna, das auf blonde Haare aufgetragen wird, länger als eine halbe Stunde einwirken zu lassen. Ich bevorzuge Henna in meiner Naturhaarfarbe, da es sie wunderbar unterstreicht und kräftigt ohne sie zu übertünchen. Bei einer so geringen Menge Henna, wie 1 - 2 Teelöffel in der Grundmischung allerdings, tritt die färbende Wirkung des Hennas eher in den Hintergrund.

Henna führt immer zu einem Mischergebnis aus der natürlichen Haarfarbe und dem entsprechend gewählten Farbton, denn Henna legt sich leicht um den Haarschaft herum. Es wirkt demnach wie eine Tönung. Doch im Gegensatz zu chemischen Haartönungen riegelt es das Haar nicht ab. Es ist nicht aus chemischen Farbpartikeln zusammengesetzt, die das Haar überziehen und komplett abschließen. Henna ist so fein und vor allem so natürlich, dass das Haar frei atmen kann, und doch so kräftig in seiner Wirkung, dass es das Haar stärkt und das Haar in der entsprechenden Farbe schimmert. So intensiviert es die natürliche Haarfarbe und verleiht dem Haar zusätzlich Glanz und Volumen.

Doch auch wenn man Henna als Kur und/oder zur Färbung anwendet, dient es immer auch der Reinigung der Haare. Es ist ein hervorragendes Mittel, um die Haare zu entfetten. Weitere Reinigungsmittel sind nicht nötig, wenn das Henna aus den Haaren heraus gewaschen wird, sei die Mischung auch noch so reichhaltig.

Das Wunder-Ei ist auch hier wieder wärmstens zu empfehlen. Selbst wenn Sie Henna ausschließlich zur Färbung anwenden wollen, ist es leichter anzurühren und wesentlich unkomplizierter auf das Haar aufzutragen, wenn Sie ein Ei in die Mischung schlagen.

Doch wie auch immer Sie sich entscheiden, Henna zur Entfettung, als Kur oder als Färbung: Ihr Haar wird auf jeden Fall gekräftigt, gestärkt und gut genährt, erhält Fülle und Glanz. Was will man mehr?

Außerdem: Henna ist ein hervorragendes Mittel gegen Kopfläuse. Allerdings gilt dies vor allem für die Lawsonia Inermis, nicht für die Cassia Obovata, also das sog. 'farblose' Henna. Sollten Sie - oder Ihre Kinder - die kleinen Freunde aus dem Kindergarten mitbringen, dann besorgen Sie sich einfach eine Packung Henna. Die Farbe ist natürlich nach persönlichem Geschmack zu wählen, jedoch empfiehlt sich hier die Naturhaarfarbe, da es in diesem Fall ja vorrangig um die Bekämpfung von Parasiten geht und nicht um die Färbung.

Tragen Sie das Henna auf und lassen Sie es bis zu zwei Stunden einwirken. Es kann sein, dass die Mischung schon vorher auf der Kopfhaut ein unangenehmes Gefühl verursacht. Das ist überhaupt nicht schlimm, sondern lediglich ein Zeichen dafür, dass es Zeit ist, alles aus dem Haar herauszuwaschen. Danach sollten alle Kopfläuse entfernt sein.

Der unermesslich reichen,

sich stets erneuernden Natur gegenüber
wird der Mensch,
soweit er auch in der wissenschaftlichen Erkenntnis
fortgeschritten sein mag,
immer das sich wundernde Kind bleiben
und muss sich stets
auf neue Überraschungen gefasst machen.

(Max Planck,
dt. Physiker und Nobelpreisträger)

Rheeta

die Indische Waschnuss

Indische Waschnüsse werden häufig zum Wäschewaschen eingesetzt, wofür sie sich auch sehr gut eignen. Doch auch für Haut und Haare sind sie mit hervorragendem Ergebnis einsetzbar. Es gibt zwei Varianten.

1. Waschnussschalen pur.

Diese sind meist in größeren Mengen erhältlich. Für die Wäsche nimmt man eine Handvoll, tut sie in ein Leinensäckchen, gibt sie in die Waschmaschine und lässt sie einmal wie gewohnt durchlaufen. Das Wasser löst die in den Schalen enthaltenen Saponine heraus. Saponine sind natureigene Waschsubstanzen, die dann die Wäsche reinigen. Ebenso funktioniert es für die Reinigung von Haut und Haar. Natürlich nicht, indem Sie sich in die Waschmaschine setzen!

Die Anwendung:

Nehmen Sie etwa 5 Schalen getrocknete Waschnüsse und gießen Sie diese mit ¾ Liter Wasser auf. Lassen Sie sie ca. 10 Minuten köcheln und dann abkühlen. Der Sud braucht einige Zeit, bevor er abkühlt und Sie ihn nutzen können. Filtern

Sie die Nussschalen heraus, schmeißen Sie sie aber nicht weg. Sie sind noch hervorragend für ein paar weitere Waschgänge verwendbar, bis alle Saponine herausgelöst sind.

Das Ergebnis ist eine sehr wässrige Lösung, die nicht schäumt. Das sollte Sie aber nicht beirren. Gießen sie den Sud über das nasse oder trockene Haar. Massieren Sie dabei die Kopfhaut, wie mit einem herkömmlichen Shampoo. Damit erhöhen Sie die reinigende Wirkung. Spülen Sie im Anschluss Ihre Haare wie gewohnt aus.

2. Waschnüsse in Pulverform.

Diese gibt es ebenfalls im Handel zu kaufen. Die verlässlichste Quelle ist das Internet. Meist unter dem ursprünglichen Namen 'Rheeta' zu finden. Die Anwendung ist ähnlich der von Henna und Wascherde:

Gießen Sie, je nach Haarlänge, 1 bis 3 Teelöffel des Pulvers mit kochendem Wasser auf, bis eine Paste entsteht. Wenn diese auf eine gut verträgliche Temperatur abgekühlt ist, massieren Sie die Paste auf die Kopfhaut. Sollten die Längen sehr fettig sein, dann auch ins übrige Haar. Das Haar sollte vorher angefeuchtet werden. Ideal eignet sich die Anwendung in der Badewanne oder unter der Dusche.

Die Verwendung einer wässrigen Lösung ist eine

sehr milde Art der Haarreinigung, allerdings nicht ganz so mild wie die weiße Wascherde. Die Reinigungskraft ist erstaunlich. Obwohl man sich kaum vorstellen kann, dass dieses 'Wasser' die Haare reinigen soll, ist das Ergebnis doch überraschend positiv. Die Kopfhaut ist vollkommen entfettet, auch bei Haaren, die länger nicht gewaschen wurden, eingeölt sind oder schnell nachfetten. Die Längen erhalten ein wunderbares Volumen und die Haare glänzen sehr schön.

Die Waschpaste hat eine wesentlich höhere Waschkraft als die wässrige Lösung. Die Waschkraft ist so phänomenal, dass ich Menschen mit trockenem Haar rate, das Pulver sehr sparsam zu dosieren. Die Haare erhalten noch mehr Volumen als nach der Anwendung der ersten Waschmethode. Vor allem werden Sie einen Unterschied zu herkömmlichen Shampoos und Duschgels auf Ihrer Haut feststellen. Die Haut fühlt sich nach dem Waschen mit Waschnüssen porentief rein an. Die Waschkraft übersteigt definitiv die von Wascherde. Allerdings muss auch hier wieder darauf hingewiesen werden, dass Menschen mit zu Trockenheit neigender Haut Waschnüsse ab und zu zur Grundreinigung verwenden können, aber auch andere Methoden nutzen sollten.

Leute mit feinem Haar werden ganz besonders von der Haarreinigung mit Waschnüssen profitieren, denn die Haare werden durch die Wirkstoffe dieser

Nüsse sehr voluminös und kräftig. Alles in allem - vertrauen Sie auf Ihr Gefühl! Ob trockene oder schnell nachfettende Haare: am Ende sollen Sie sich wohl fühlen. Wenn das der Fall ist, steht der dauerhaften Nutzung von Waschnüssen natürlich nichts im Wege.

Der Mensch ist ein Teil der Natur und nicht etwas,
das zu ihr im Widerspruch steht.

(Bertrand Russell,
Philosoph und Mathematiker)

Shikakai

Auch Shikakaipulver eignet sich hervorragend für die Haarreinigung und Entfettung. Es trocknet die Haare nicht so aus wie Waschnüsse und macht es im Endergebnis weicher. Shikakai eignet sich für alle Haartypen.

Die Anwendung:

Je nach Haarlänge übergießt man 1 - 3 Teelöffel des Pulvers mit kochendem Wasser. Das Pulver zieht ziemlich viel Wasser, darum ist es ratsam, während des Abkühlens immer mal wieder zu schauen, ob nicht noch etwas Flüssigkeit nachgegossen werden muss, damit am Ende eine Paste entsteht, die sich gut auf die Kopfhaut auftragen lässt. Womit das Stichwort gegeben ist: dass sich diese Paste gut auftragen lässt, ist sehr beschönigend ausgedrückt. Das Pulver ist körniger als alle anderen und das Auftragen ist eine heillose Krümelei. Somit ist hier wieder einmal das Wunder-Ei als Ergänzung zur Mischung zu empfehlen. Auch ist hier geraten, kopfüber über der Badewanne oder der Duschkabine zu arbeiten.

Natürlich eignet sich das Pulver auch als Zusatz für alle anderen Mischungen. Wie schon an anderer Stelle erwähnt, legt Shikakai einen wundervollen Glanz auf das Haar und stärkt zudem den natürlichen Schutzmantel des Haarschaftes.

Nach dem Abkühlen massiert man die Paste in das feuchte Haar bzw. die Haaransätze ein. Nach ein paar Minuten Einwirkzeit können Sie das Pulver wie gewohnt auswaschen. Eine Einwirkzeit bis zu einer halben Stunde intensiviert das Ergebnis und die Reinigungskraft der Mischung. Gleichzeitig wirkt Shikakai für Haar und Kopfhaut als pflegende und stärkende Kur.

Die Spiritual Science Research Foundation, welche auf ihrer gleichnamigen Website spiritualresearchfoundation.org die energetische Wirkung von gewöhnlichen Shampoos untersucht, verweist auf Shikakai als *die* Alternative zu herkömmlichen Produkten. Sie analysiert in ihren Forschungen die zerstörerischen Wirkungsweisen chemischer Produkte auf das Energiefeld des Menschen und veröffentlicht Artikel, in denen beschrieben steht, auf welche Art und Weise Chemikalien bei kontinuierlicher Anwendung unsere Wahrnehmung trüben. Sie zählt Shikakai Pulver zu Alternativen, die das Energiefeld nicht angreifen.

Auf körperlicher Ebene spiegelt es sich darin wieder, dass der natürliche Säureschutzmantel nicht angegriffen oder beschädigt wird. Es kann daraus geschlussfolgert werden, dass alle alternativen Methoden zur Reinigung von Haut und Haaren, die unser bestehendes System nicht beschädigen oder schädigend in dieses eingreifen, auch auf energetischer und spiritueller Ebene absolut unbedenklich sind.

Das Ergebnis dieser Methode ist schönes, gereinigtes Haar, allerdings mit einem etwas gewöhnungsbedürftigen Geruch. Wer Shikakai für sich nutzen möchte, sollte vorher einen Geruchstest machen. Die Haare riechen seltsam ungewaschen, obwohl sie komplett sauber und entfettet sind. Doch natürlich ist das nur mein persönlicher, subjektiver Eindruck! Ihr Empfinden kann hier ganz anders sein! Möglicherweise entfaltet sich der Duft dieses Pulvers auch je nach persönlichem Körpergeruch unterschiedlich.

Im indisch-asiatischen Raum ist Shikakai als Reinigungsmethode sehr weit verbreitet. Shikakai kann auch ganz hervorragend als Zugabe zum Ei-Honig-Zitronen-Shampoo genutzt werden und auch die pflegende Wirkung anderer Methoden erhöhen. Doch egal ob pur oder als Zusatz angewandt: In jedem Fall ist dieses Pulver sehr wertvoll. Es reinigt und pflegt die Haare auf rein natürliche und sehr schonende Art und Weise.

Alles schwingt -
ob Menschen, Tiere, Steine, Farben,
Mikroorganismen oder geometrische Zeichen.
Alles was existiert, sendet Informationen aus
und steht miteinander in Verbindung.

(Erich Körbler)

Sidr

der Christusdorn

Sein lateinischer Name ist Ziziphus Spina Christi, seine arabischen Namen sind Ghasl, was Waschmittel bedeutet, Nabq, Dum oder eben Sidr. Sidr ist am bekanntesten und gängigsten. Der Christusdorn ist, wie sein Name schon verrät, dornig. Er wächst als Strauch oder kleiner Baum. Aus seinen Zweigen wurde die Dornenkrone Christi geflochten; daher sein Name. In einigen Religionen gilt dieser Strauch als heilig.

Die Pflanze stammt aus Afrika und wächst vorzugsweise im Jemen. Ihr hoher Gehalt an Pottasche macht die getrockneten und gemahlenen Blätter zu einem wertvollen und attraktiven Haar- und Hautreinigungsmittel. Früher, bevor die Industrie Einzug in unser Leben hielt, stellte man alle Arten Seife, ob flüssig oder im Stück, aus Pottasche her. Durch ihr alkalisches Milieu eignet sie sich hervorragend zum Reinigen von Wäsche, Haut und Haaren.

Die Anwendung:

Je nach Haarlänge 1 bis 3 Teelöffel des Pulvers mit kochendem Wasser aufgießen. Man könnte sagen, das Ergebnis ist das genaue Gegenteil von dem des Shikakai-Pulvers: Sidr schleimt ein wenig aus und das Pulver ist extrem fein. Es entsteht eine Creme, die sich wunderbar auf der Kopfhaut und in den Haaren verteilen lässt. Das Pulver ist sehr ergiebig, darum ist hier geraten, eher weniger zu nehmen. Mein Tipp: setzen Sie die Mischung eher sparsam an. Sollte es im Ergebnis zu wenig erscheinen, können Sie immer noch Pulver nachgeben.

Sidr eignet sich auch perfekt für eine Haarmaske. Hierzu setzen Sie entsprechend Ihrer Haarlänge mehr Creme an und schmieren sich Kopfhaut und Haare komplett damit ein. Nutzen Sie eine Kopfhaube oder Frischhaltefolie, umwickeln Sie Ihr Haar und legen sich dann ein Handtuch um den Kopf, oder die noch bequemere und einfachere Mütze. Sie können die Mischung so lange einwirken lassen wie Sie wollen.

Sidr trocknet die Haare nicht aus! Anders als Henna, das Menschen mit zu Trockenheit neigenden Haaren bei purer Anwendung Probleme bereitet, oder der Wascherde, die ebenfalls problematisch werden kann, ist der Christusdorn extrem nahrhaft für das Haar. Durch den Schleim, der die cremige Konsistenz bedingt, erhält das Haar genügend Feuchtigkeit; so ist auch trockenes Haar gut kämmbar und genährt. Das Volumen bleibt zwar etwas auf der Strecke, doch hier steht definitiv die Geschmeidigkeit an erster Stelle.

Der Christusdorn wird gern bei Haarausfall und Schuppen eingesetzt, ist aber auch für alle anderen

Haartypen geeignet. Vor allem jedoch für kräftiges, lockiges Haar. Er eignet sich auch hervorragend, um die Kämmbarkeit zu verbessern, weil es die Haare so weich macht. Möglicherweise hat die Natur diese wunderbare Waschsubstanz für Menschen in Afrika bereit gestellt, weil sich das Pulver sehr gut für afrikanische Haare eignet, die meist extrem lockig und schwer zu kämmen sind.

Am besten, Sie feuchten die Haare vor dem Waschen etwas an. Wollen Sie Sidr zur Haarwäsche nutzen, reicht es, die Kopfhaut mit der Creme zu massieren und, je nach Bedarf, ein wenig in die Längen zu geben.

Lassen Sie sich Zeit, die Mischung aus dem Haar herauszuwaschen. Obwohl man jetzt vermuten könnte, diese Creme müsste schwerer als andere alternative Shampoos herauszuwaschen sein, so kann ich hier bestätigen: das ist sie nicht. Wascherde lässt sich schwerer herauswaschen und auch Henna erfordert mehr Geduld. Nehmen Sie sich trotzdem Zeit und Ruhe. In diesem Fall werden Sie merken, wenn die Mischung aus dem Haar entfernt ist.

Feine Haare werden durch Sidr noch feiner und Haare, die wenig Volumen haben, werden mit Sidr auch nicht unbedingt voluminöser. Doch der Christusdorn ist als Kur für alle zu empfehlen, wenn auch nur ab und zu, um dem Haar etwas wirklich Gutes zu tun.

Der Weise braucht nicht krank gewesen zu sein,
um den Wert der Gesundheit zu kennen.

(Arabisches Sprichwort)

Shampoo Natural von Eliah Sahil

Das Shampoo Natural ist eigentlich kein Shampoo sondern ebenfalls ein ayurvedisches Haarwaschpulver. Die Meinungen, die ich bis jetzt von anderen über dieses Haarwaschpulver gehört und gelesen habe, sind ausnahmslos positiv.

Dieses Haarwaschpulver ist hervorragend für Typen mit dickem, kräftigem Haar geeignet, das schnell nachfettet und zu Öligkeit neigt. Es entfettet die Haare extrem gründlich. Sogar komplett eingeöltes Haar wird bis in die Spitzen entfettet.

Das Shampoo Natural von Eliah Sahil war während der Umstellungsphase von chemischen auf natürliche Produkte oftmals meine letzte Rettung, wenn meine Haare wirklich schlimm, strähnig und fettig aussahen. Die Chemikalien herkömmlicher Shampoos klebten noch in meinen Haaren, weshalb die alternativen Reinigungsmethoden ihre Wirkung noch nicht vollständig entfalten konnten.

Die Inhaltsstoffe:

Solum Fullonum oder Fullers Earth - ist die sog. Walkerde. Es ist eine tonhaltige Mineralerde, die für die Bindung von Fett und Schmutz zuständig ist.

Shikakai - ist eine saponinhaltige Frucht der Acacia Concinna, einer Akazienart, die im tropischen Asien verbreitet ist. Shikakai macht das Haar glänzend und stärkt den natürlichen Schutzmantel des Haarschaftes.

Reetha - ist die indische Waschnuss, sie unterstützt die reinigende Wirkung.

Amla - die Frucht der indischen Stachelbeere, hat eine wachstumsfördernde und haarkräftigende Wirkung.

Harithake - gehört zu der Familie der Flügelsamengewächse. Harithake zählt in der chinesischen Medizin zur Königin der Arzneien und wird traditionell in der ayurvedischen Medizin angewandt. Die Pflanze ist Bestandteil der Wirkstoffkombination in dem oft angewandten Verjüngungsmittel Triphala, das auch bei uns erhältlich ist. Es wirkt, äußerlich angewandt, beruhigend und bekämpft Bakterien und Pilze gleichermaßen.

Bibhitake - gehört in dieselbe Pflanzenfamilie wie die Harithake und ist ebenfalls ein Teil der Wirkstoffkombination im Triphala. Im Sanskrit bedeutet der Name 'die, die alle Krankheiten fern hält'. Bibhitake ist ein Antioxidant und beugt frühzeitigem Ergrauen der Haare vor.

Phyllanthus Urinaria - auch Mimosa Weed genannt, beugt Haarausfall vor und stimuliert das Haarwachstum.

Die Anwendung:

Die Anwendung ist hier kinderleicht, einfacher als alle anderen in diesem Buch vorgestellten Methoden. Die Dose hat oben einen Streuaufsatz ähnlich einem Salzstreuer. Das Pulver wird in die trockenen Haare gestreut und mit den Fingern verteilt. Schon beim Verteilen werden Sie spüren, wie der Talg gebunden wird. Kurz einwirken lassen und dann gründlich ausspülen. Dieses Pulver ist natürlich auch im nassen Haar anwendbar, doch einfacher ist die Anwendung im trockenen Haar.

Mehr ist zur Anwendung tatsächlich nicht zu sagen. Natürlich können Sie das Pulver auch in eine der hier vorgestellten Shampoomischungen geben, die Sie frei wählen und nach eigenem Ermessen zusammenstellen.

Dieses Haarwaschpulver ist rein biologisch und greift ebenso wenig den Säureschutzmantel Ihrer Haut und Ihrer Haare an wie alle anderen vorgestellten Waschkuren. Es ist zu 100% biologisch abbaubar. Viele NutzerInnen sind von dem Duft dieses Haarwaschpulvers sehr angetan, der nach dem Waschen auf den Haaren verbleibt. Er ergibt sich ganz natürlich aus der Zusammensetzung der Inhaltsstoffe. Dem Shampoo Natural von Eliah Sahil sind keine künstlichen Duft- oder Parfumstoffe zugesetzt.

Heilung bedeutet ja nicht, das alles wird wie früher:
Heilung bedeutet, dass sich etwas ändert in uns,
was uns krank gemacht hat
an Leib und Seele.

(Jörg Zink)

Kräuterhaarwaschpulver von Khadi

Das Khadi Haarwaschpulver hat eine ähnliche Konsistenz wie Wascherde, ist allerdings eine rein ayurvedische Zusammensetzung unterschiedlicher Kräuter. Anders als die Wascherde Ghassoul, die auch gern zur Körperpflege und -reinigung eingesetzt wird, ist dieses Pulver speziell zur Haarreinigung und -entfettung gedacht und extra dafür konzipiert.

Die Inhaltsstoffe:

Reetha – die Indische Waschnuss, unterstützt die reinigende Wirkung.

Shikakai – ist eine saponinhaltige Frucht der Acacia Concinna, einer Akazienart, die im tropischen Asien verbreitet ist. Shikakai macht das Haar glänzend und stärkt den natürlichen Schutzmantel des Haarschaftes.

Amla – die Frucht der Indischen Stachelbeere, hat eine wachstumsfördernde und haarkräftigende Wirkung.

Adhatoda Vasica – die Malarbarnuss, gehört zur Familie der Acanthusgewächse. Sie wirkt glättend auf die äußere Schuppenschicht der Haare, fördert somit den Glanz und beugt Haarschäden vor. Es wird auch als 'Indisches Lungenkraut' bezeichnet.

Auszüge aus dieser Pflanze gelten naturheilmedizinisch als Breitband-Antiallergikum.

Bhringaraj - lateinisch: Eclipta alba, der 'Herrscher der Haare'. Es ist eine Pflanze aus der Familie der Asterngewächse. Sie fördert das Haarwachstum, gilt als allgemeines Stärkungsmittel und wird in Indien pur bei frühzeitigem Ergrauen der Haare und Haarausfall eingesetzt.

Neem – ist ein Bestandteil des Niembaumes und gehört zur Familie der Mahagonigewächse. Neem ist außerordentlich hautfreundlich und wird heilpraktisch als Öl genutzt. Neemöl gilt als echter 'Allrounder' und wird viel bei Hautproblemen eingesetzt. Naturheilkosmetisch hat Neem eine reinigende und harmonisierende Wirkung auf Haar und Kopfhaut.

Tulsi – das Königsbasilikum. Tulsi ist ein Begriff aus dem alten Sanskrit und bedeutet 'die Unvergleichliche'. Der Pflanze wird sowohl auf körperlicher als auch auf geistiger und seelischer Ebene eine reinigende Wirkung nachgesagt. Darum wird sie im asiatischen Raum nicht nur zum Waschen sondern auch bei spirituellen Reinigungsritualen eingesetzt. Man sieht in Indien vor manchen Häusern oder auf Innenhöfen Tulsi angepflanzt. Es soll das Haus von negativen Energien 'rein' halten.

Bockshornklee – vor kurzem konnte die haarwuchsfördernde Wirkung des Bockshornklees wissenschaftlich nachgewiesen werden. Studien konnten eine deutliche Steigerung des Haarwuchses feststellen. Es gilt als echtes Wundermittel für die Haare!

Henna – Lawsonia Inermis, wirkt haarstärkend, reinigend und hilft dem Haar, seinen natürlichen Säureschutzmantel wieder aufzubauen, zum Beispiel während der Entwöhnung von herkömmlichen Shampoos.

Zitrone – wirkt antibakteriell und reinigend.

Hibiskus – spendet dem Haar Feuchtigkeit und hilft gegen Schuppen, Spliss, Kopfhautjucken und Haarausfall. Hibiskus ist ein echtes Geschenk der Natur für die Behandlung von Haarproblemen aller Art.

Syzigium cumini – ist ein Bestandteil des immergrünen, indischen Jambul-Baumes. Er wird auch als Rosenapfel bezeichnet und gehört zur Familie der Myrtengewächse. Es intensiviert die Pigmentierung des Haares und wird gerne ersatzweise für die Amalaki-Pflanze als Haartonikum eingesetzt.

Mango – schützt das Haar vor Umwelteinflüssen und versorgt den Haarschaft mit der notwendigen Feuchtigkeit.

Anwendung:

Das Pulver wird - ähnlich der Wascherde und Henna - mit Wasser angerührt. Das Wasser muss in diesem Fall allerdings kochen. Es reichen 1 - 2 Teelöffel für eine Haarwäsche. Es ist für das Entfetten von Kopfhaut und Ansätzen nicht notwendig, das Pulver in den Längen zu verteilen, doch es verleiht dem Haar zusätzlichen Glanz und leichte Kämmbarkeit. Außerdem erhalten die Haare auf diese Weise all die wunderbaren Nährstoffe, die in diesem Waschpulver vorhanden sind und pflegen es entsprechend.

Massieren Sie die Mischung auf die Kopfhaut und die Haaransätze, ggf. auch in die Längen. Die Einwirkzeit beträgt zwischen 15 und 20 Minuten. Spülen Sie es gründlich wieder aus. Es ist allerdings kein Problem, das Pulver länger einwirken zu lassen. Es wird dem Haar nicht schaden. Im Gegenteil.

Das Wasser sollte beim Ausspülen so kalt wie möglich sein.

Es ist auch möglich, das Khadi-Haarwaschpulver einer der oben vorgestellten Mischungen hinzuzufügen und sie damit anzureichern.

Durch das Waschen mit dem Kräuterhaarwaschpulver von Khadi habe ich ein phänomenales Ergebnis erzielt! Es hat vor allem eine ganz entscheidende Wirkung, die bisher allen anderen vorgestellten Methoden fehlt: es wirkt antistatisch, und das ohne chemische Zusätze. Bei allen anderen Methoden, sei es Erde, Henna oder das vorgestellte Shampoo, werden die Haare nach dem Waschen meist elektrisch aufgeladen sein, vor allem, wenn man vorher lange synthetisch hergestellte Produkte benutzt hat, die chemische Antistatika enthalten. In den ersten Monaten, in denen man sich die Haare ohne Antistatika wäscht, wird dieser Effekt zunehmen, ganz besonders dann, wenn der natürliche Schutzmantel der Haare über Jahre hinweg zerstört wurde. Erst im Laufe von 2 bis 3 Monaten wird sich das Haar soweit erholt haben, dass es auf Produkte ohne Antistatika nicht mehr elektrisch reagiert. Das ist dann ein Zeichen dafür, dass der natürliche Säureschutzmantel des Haars wieder hergestellt ist.

Das Khadi-Haarwaschpulver wirkt mit seiner ausgewählten ayurvedischen Zusammensetzung der statischen Aufladung der Haare entgegen. Somit sollte es unbedingt zu Ihrer Haarwaschmischung hinzugefügt werden. Natürlich kann es auch, wie alle anderen Methoden, pur angewandt werden.

Meine Haare haben einen Glanz wie ich es noch nie erlebt habe. Kein Shampoo und keine Spülung, die ich je benutzt habe, ergaben einen solchen Glanz und eine so wunderbare Geschmeidigkeit. Meine Haare sind weich, leicht kämmbar, haben ein tolles

Volumen und sind nicht trocken.

Es gibt in Internetforen einige Stimmen, die behaupten, dieses Pulver würde nicht gut riechen. Das kann ich nicht bestätigen. Ganz im Gegenteil: ich könnte mich in den Duft dieser Mischung hineinlegen! Schon als ich die Dose öffnete strömte mir ein herrlich holziger, erdiger und gleichzeitig luftiger Geruch entgegen, der mich sofort nach Indien zurückversetzte. So riecht Indien! Das sind genau die Düfte, die ich aus ayurvedischen Kliniken kenne und die einem an vielen unerwarteten Orten in diesem großen, geheimnisvollen Land entgegenströmen. Man atmet den Duft reichhaltiger Pflanzen, der für die indische Heilkosmetik ganz typisch ist und der sich nur aus einer original ayurvedischen Zusammensetzung ergibt. Es riecht gesund und man hat sofort das Gefühl, dem Haar damit etwas Gutes zu tun. Auch der Ei-Honig-Zitronen-Mischung, ob mit oder ohne Henna und Erde angereichert, verleiht es einen einmaligen Duft, den ich persönlich nicht mehr missen möchte.

Manche Nutzer dieses Pulvers meinen, es entfette die Kopfhaut und die Ansätze nicht genug. Auch das kann ich *nicht* bestätigen. Meine Haare werden durch dieses Pulver komplett entfettet, auch dann, wenn ich sie vorher 3 Tage lang immer wieder mit Haaröl behandle und dieses sogar in den Längen verteile. Möglicherweise trifft das bei der ayurvedischen Anwendung des Pulvers zu, bei der das Pulver abgekocht und über Nacht stehen gelassen wird. Hier wird nur der abgefilterte Sud als Spülung benutzt. Diese Art der Anwendung dient eher als Kur für die Haare, weniger der Reinigung und Entfettung.

Das Kräuter-Haarwaschpulver von Khadi ist eine tolle Ergänzung zur Naturheilapotheke im Badezimmer. Es sollte in keiner Mischung zur Haarreinigung fehlen. Ich finde es absolut empfehlenswert!

In der Natur geschieht nichts,
was nicht in der Verbindung mit dem Ganzen steht.

(Johann Wolfgang von Goethe)

Wasser

Die natürlichste Art der Haarreinigung und die Krönung aller alternativen Methoden ist das Haarewaschen ausschließlich mit Wasser. Auf diese Methode sollte man allerdings erst dann umsteigen, wenn man seine Haare mindestens sechs Monate von allen chemischen Überresten aus herkömmlichen Produkten sorgfältig befreit hat. Dazu empfehle ich eine der oben beschriebenen Alternativen. Sollten noch Reste von Silikon, Parfüm oder anderen Synthetika am Haar haften, kann es passieren, dass beim Waschen nur mit Wasser ein extrem unangenehmer Geruch entsteht. Das kommt daher, dass die Chemikalien auf der Kopfhaut und am Haar bakteriellen Zersetzungsprozessen unterworfen sind. Die in herkömmlichen Shampoos enthaltenen Chemikalien können jedoch nicht vollständig zersetzt werden, sie sind praktisch nicht biologisch abbaubar, und hinterlassen einen sehr unnatürlichen Geruch. Es ist also nicht empfehlenswert, von heute auf morgen auf die totale Naturheilmethode für Haut und Haar umzusteigen.

Doch wenn Sie Ihr Haar eingehend gereinigt haben und die anfängliche Phase der Entwöhnung durchgestanden ist, in der das Haar unter Umständen ohnehin nicht so gut aussieht, egal welche Methode angewandt wird, dann wäre das

Waschen allein mit Wasser der nächste Schritt auf dem Weg zu einem natürlichen Umgang mit dem eigenen Körper.

Wie funktioniert das Haarewaschen allein mit Wasser? Die Haut, ob Kopfhaut, Gesichtshaut oder die Haut am Körper, produziert immer Talg. Auf dem Kopf nennt man diesen Talg Sebum. Talg wird produziert, um die Haut vor Trockenheit und sonstigen Einflüssen zu schützen und ihm Nährstoffe zuzuführen. Die Kopfhaut produziert Sebum, um nicht nur die Haut sondern auch das Haar zu schützen und es zu nähren. Je öfter und intensiver wir diesen Talg wegwaschen, umso mehr Talg wird produziert, denn das Organ Haut ist dazu konzipiert, uns dieses Sekret bereitzustellen und seiner Aufgabe nachzukommen. Wenn wir nun alle Methoden zur Entfettung der Haare weglassen, wird sich der einzelne Haarschaft vorerst mit dem für ihn vorgesehenen Talg ummanteln. Denn genau wie der natürliche Säureschutzmantel bildet auch das Fett für die Haare eine Schutzschicht. Diese Schutzschicht hält das Haar gesund und gibt ihm alle Nährstoffe, die es braucht.

Solange das Haar nicht vollständig eingefettet ist, produzieren die Drüsen der Kopfhaut immer mehr Sebum um den natürlichen und erstrebenswerten Zustand der kompletten Ummantelung jedes einzelnen Haarschaftes mit Fett zu erreichen. Diesen Prozess sollte man mechanisch unterstützen, indem man die Haare täglich gut kämmt und anschließend mit einer dafür geeigneten Bürste den Talg im Haar verteilt. Sobald die Haare von oben bis unten mit natürlichem Fett bedeckt sind, hören die Drüsen mit der übermäßigen Produktion auf. So stellt sich mit der Zeit ein Gleichgewicht zwischen Fettverlust und Fettproduktion ein.

So ist es von der Natur vorgesehen. Wenn dieser Prozess abgeschlossen ist und das ganze Haar 'gesättigt' ist, dann - allerdings erst dann! - beginnt sich das Haar so weit zu regenerieren, dass es nach dem Waschen mit Wasser voll, voluminös, nicht trocken und vor allem gesund aussieht ohne übermäßig fettig zu sein.

Dieser Prozess wird bei vielen die meiste Zeit in Anspruch nehmen. Wenn man lange Haare hat, kann es entsprechend lange dauern, bis dieser Regenerationsprozess abgeschlossen ist. Man muss mit einer Umstellungszeit von vier Wochen bis drei Monaten rechnen.

Was spricht also dafür, auf diese Methode umzusteigen? Es ist mit Abstand die natürlichste Art und Weise, sein Haar zu reinigen. Das Milieu der Haare und der Haut wird nicht gestört bzw. zerstört.

Es ist naheliegend, dass die Haare im ersten Anlauf sehr fettig sein werden. Das kann selbstverständlich passieren, doch kurioserweise war bei mir das Gegenteil der Fall: Mein Haar war so trocken wie noch nie. Außerdem haben sich meine Haare extrem statisch aufgeladen. Sie waren unkämmbar, standen zu Berge und klebten am Gesicht. Alles in allem: Das schrecklichste Ergebnis aller Zeiten!

Doch woran lag das? Wasser ist doch das natürlichste Elixier, mit dem sich alle Generationen vor uns gewaschen haben. Ohne Seife versteht sich. Der Grund ist folgender:

Der PH-Wert. Mit ihm steht und fällt das Gesamtergebnis dieser Waschmethode. Was herkömmliche Produkte elegant verschleiern, führt reines Wasser vor Augen: Die Qualität und Härte des eigenen Leitungswassers.

Haut und Haare haben ja bekanntlich einen PH-Wert von 5,5. Wasser sollte einen PH-Wert von 7 haben. Reines Quellwasser und das Wasser von Waldseen in abgelegener Natur haben unter normalen Umständen auch genau diesen PH-Wert. Nun stammt unser Leitungswasser allerdings nicht aus unangetasteten Quellen oder Gebirgsbächen, sondern aus dem Klärwerk. Es sind nicht nur Rückstände von Medikamenten und Chemikalien darin enthalten, sondern auch jede Menge Chemie, die das Klärwerk hinzu gibt, um die im Wasser enthaltenen Bakterien abzutöten und unschädlich zu machen. Dazu kommt der allgemein bekannte Kalk. Das Ergebnis ist eine durchschnittliche Wasserhärte mit einem PH-Wert zwischen 8,0 und 9,5. Dort, wo ich herkomme, haben wir einen

Wasser-PH-Wert von 8,5. 8,5 ist der Wert von Seifenlauge oder auch Galle. Aus meinem Wasserhahn fließt also pure Seifenlauge. Kein Wunder, dass meine Haare so schrecklich aussahen! Der Kalk trägt sein übriges dazu bei, die Haare vollkommen auszutrocknen. Doch was ist die Lösung? Was hat uns die Natur bereitgestellt, damit wir unsere natürliche Kopfbedeckung rein halten können?

Die Antwort ist leicht zu finden: Regenwasser. Regenwasser hat einen PH-Wert von 5,5. Es entspricht also unserem körpereigenen Milieu und ist für uns neutral. PH-neutrale Seifen und Shampoos haben keinen Wert von etwa 7, der ja auf der Skala den neutralen Wert kennzeichnet, sondern einen Wert von 5,5, da dieser Wert von unserer Haut und unseren Haaren als neutral *empfunden* wird.

Unsere Haut und unsere Haare sind leicht sauer. Das ist von der Natur so vorgesehen. Es muss so sein. Regenwasser ist ebenfalls leicht sauer. Es entspricht genau dem, was unsere Haut braucht. Zufall oder vielleicht von der Schöpfung so eingerichtet? Zufall, dass der Regen von oben kommt wie eine Dusche, unter die man sich stellt, und der genau denselben Wert auf der Säure-Basen-Skala hat wie unser körpereigener Säureschutzmantel? Oder ist es von der Natur nicht vielleicht sogar so gemeint, dass Regenwasser zum

Waschen da ist und wir es dafür nutzen sollen, wie alle anderen Lebewesen auf diesem Planeten auch?

Es gibt mittlerweile Friseure, die ihren Kunden nur noch mit Regenwasser die Haare waschen. Wegen des PH-Wertes. Und es gibt immer mehr Menschen, die sich Regenwasseraufbereitungsanlagen in ihr Haus einbauen lassen. Das spart nicht nur Kosten, sondern ist auch zuträglich für unsere Haut und unsere Haare.

Regenwasser macht die Haare extrem weich und glänzend. Schon als ich mir das erste Mal Regenwasser mit einer Bürste ins Haar gekämmt habe, war es vorbei mit der statischen Aufladung und der Trockenheit.

Natürlich hat nicht jeder Regenwasser zu Hause. Auch kann sich nicht jeder einfach eine solche Anlage in sein Haus einbauen lassen, schon gar nicht, wenn man in einem Miethaus wohnt, wie es viele Jahrzehnte bei mir selbst der Fall war. Dafür gibt es einen ganz einfachen Trick: spülen Sie Ihr Haar nach jeder Wäsche, egal welche Methode Sie anwenden, entweder mit destilliertem Wasser nach oder aber mit Mineralwasser. Das ist zwar kein Regenwasser, aber damit spülen Sie die Kalkreste aus dem Haar. Sie werden kaum oder gar nicht statisch aufgeladen sein. Besonders trockene und feine Haare werden von dieser Prozedur profitieren, aber natürlich verleiht es auch jedem anderen Haartyp wunderbaren Glanz und herrliche

Geschmeidigkeit, schon allein deshalb, weil kein Kalk im Haar zurückbleibt.

Wenn man nun das richtige Wasser hat, funktioniert die Methode des Haarewaschens nur mit Wasser dann? Meine persönliche Erfahrung: ja, sie funktioniert. Allerdings nur dann, wenn man die Haare täglich mechanisch reinigt und seine Kopfhaut entsprechend pflegt, worauf ich in einem Extrakapitel ausführlich eingehen werde. Außerdem erfordert es auch mit dem 'richtigen' Wasser eine Zeit der Umstellung.

Das Ergebnis sind sehr kräftige Haare, die voll und voluminös sind; unempfindlich gegen Umwelteinflüsse; die sich wunderbar kämmen und bürsten lassen und sich kräftiger anfühlen als nach irgendeiner anderen Entfettungsmethode. Um jedes Haar liegt die natürlichste Schutzschicht, die es auf der Welt geben kann und die ein Volumen bringt, das kein noch so naturbelassenes Mittel, das von außen aufgetragen wird, erzeugen kann. Mit anderen Worten: Dem natürlichen Regenerationsprozess von Haut und Haar zu vertrauen lohnt sich und wird sich tausendfach auszahlen!

Ist das Wasser
für den gesunden Menschen
ein vorzügliches Mittel,
seine Gesundheit und Kraft zu erhalten,
so ist es auch in der Krankheit das erste Heilmittel;
es ist das natürlichste, einfachste, wohlfeilste und,
wenn recht angewendet,
das sicherste Mittel.

(Sebastian Kneipp)

Die Viktorianische Methode

oder

The Edwardian Hairstyle

Was stellt man sich nun hierunter vor? Wie hat man sich zu Zeiten von Queen Victoria und King Edward die Haare gepflegt? Die meisten von Ihnen werden es ahnen: bei dieser Methode wäscht man sich die Haare überhaupt nicht mehr, nicht einmal mehr mit Wasser. Die Haare werden ausschließlich mechanisch gereinigt. Eine Verfechterin dieser Methode beschreibt ihre tägliche Routine wie folgt:

"Morgens nach dem Aufstehen beginne ich damit, meine Haare ganz vorsichtig mit den Fingern zu entknoten. Anschließend massiere ich mir 5 bis 10 Minuten die Kopfhaut. Das dient dazu, den überschüssigen Talg zu lösen und die verhornten Schuppen der Kopfhaut von dieser zu entfernen. Zwischendurch kratze ich ganz leicht über die Kopfhaut, allerdings ebenfalls sehr vorsichtig und niemals zu grob. Dann gehe ich langsam mit den Fingern durch die Haare, 'ziehe' praktisch den Talg durch die Haare, den Haarschaft entlang zu den Spitzen. Danach bürste ich meine Haare mit einer Wildschweinborstenbürste in langen Strichen vom Ansatz bis in die Spitzen. Abends wiederhole ich die ganze Prozedur.'

Das klingt zunächst extrem unhygienisch und es

kann sich kaum jemand vorstellen, dass diese Methode funktioniert. Auch ich war anfangs mehr als skeptisch, bis ich ihre Haare sah. Ihre Haare sind weich, sauber und haben einen Glanz, der alles bisherige in den Schatten stellt. Allerdings hat sie sehr dicke Haare, die zudem leicht gewellt sind. Ihre Haarstruktur ist absolut makellos. Ich habe selten so gesunde Haare gesehen.

Zur Zeit König Edwards VII, Anfang des 19. Jhs. war diese Methode sehr verbreitet. Es galt als 'chic', das Haar durch das körpereigene Sebum gesund und glänzend zu halten. Und wenn man Bilder von damals sieht, kann keiner behaupten, dass die Frauen ungepflegt waren. Ihre Haare waren voll, voluminös und wurden mit Stolz in wundervollen Frisuren getragen.

Die letzten beiden Methoden werden nicht für jeden etwas sein. Sie werden auch nicht bei jedem funktionieren. Nach welchem Schema die Methoden mal funktionieren und mal nicht, ist schwer zu sagen, da es hierfür zu wenige Vergleiche gibt. Nur sehr wenige probieren diese Methoden aus und es gibt sehr unterschiedliche Meinungen und Erfahrungen darüber. Doch sicher ist: bei wem sie funktionieren, funktionieren sie hervorragend und die Leute sind sehr begeistert!

Die Natur betrügt uns nie.
Wir sind es immer,
die wir uns selbst betrügen.

(Jean-Jaques Rousseau)

Die drei Doshas

In der ayurvedischen Philosophie spricht man nicht von 'Typen', wie in der westlichen Psychologie, sondern von den sog. 'Doshas'. Die Doshas sind von äußerster Wichtigkeit in der Naturheilkosmetik, denn wenn alle chemischen Krücken und synthetischen Hilfsmittel, die sich wie ein Film auf Haut und Haar legen, wegfallen, kommt Ihr eigentlicher Typus zum Vorschein, den man an dieser Stelle nicht mehr außer Acht lassen kann und darf. Vor allem das Waschen der Haare ausschließlich mit Wasser sowie 'the Edwardian Hairstyle' ist extrem typen-abhängig. Doch auch alle anderen Haarpflegemethoden unterstreichen Ihren persönlichen Typ und heben ihn vermehrt hervor.

Was sind die drei Doshas und welche gibt es? Die drei Doshas werden unterteilt in den Typ 'Vata', 'Pitta' und 'Kapha'. Es gibt im Internet viele Tests, die sich mit der Bestimmung ihres Typus auseinandersetzen, jedoch keinen, der das ausschließlich in Bezug auf ihre Haut- und Haarstruktur tut. Dennoch ist es ratsam, einmal einen solchen Test zu machen, um herauszufinden, unter welchen Typ Sie im Sinne der ayurvedischen Medizin mit ihrer Gesamtkonstitution fallen. Aus dieser Gesamtkonstitution leiten sich Ratschläge für den individuell passenden Lebensstil und die

Ernährung, den Wach- und Schlafrhythmus sowie die körperliche Bewegung ab.

Das Vata ist das Hauptdosha. Es wird dem Element Luft zugeordnet. Vata-Typen neigen zu trockener Haut und trockenen Haaren. Die Haare sind eher fein als füllig und voluminös, sie sind eher glatt als kraus und neigen zu Brüchigkeit. Die Haut neigt ebenfalls zu Trockenheit. Heizungsluft kann eine große Belastung darstellen. Trockene Luft wird gemieden und falls im Winter Erkältungskrankheiten ausbrechen, ist die Ursache meist vertrocknete Luft von Heizkörpern und Klimaanlagen.

Der Vata-Typ reagiert empfindlich auf äußere Störungen und ist sehr sensibel gegenüber Einflüssen, die auf ihn einwirken. Deshalb ist seine Stimmung oft wechselhaft, ebenso wie seine Leistungsfähigkeit. Dieser Typ ist eher nervös und aufgeregt, lebhaft bis sprunghaft, aber auch schnell erschöpft und braucht für seine Regeneration viel Ruhe und Wärme. Warmes, sonniges und feuchtes Wetter, zum Beispiel das tropische Klima in Indien, sind ideal für diesen Typ, wogegen Trockenheit und Kälte ihm zu schaffen machen.

Im Gegensatz zu dem leichten und zierlichen Vata-Typ steht das Kapha. Das Kapha wird dem Wasser zugeordnet und seine Energie ist eher träge, ausgeglichen und beständig. Das Kapha bringt so schnell nichts aus der Ruhe. Seine Haut- und Haarstruktur ist dick, kräftig und ölig. Der Kapha-Typ neigt zu Naturkrause, sein Körperbau ist eher schwer, seine Arbeitsweise eher langsam und geduldig. Diesem Typ wird der tiefe Schlaf, das Langzeitgedächtnis und eine Neigung zu Übergewicht zugeordnet.

Kapha-Typen haben oft eine natürliche Abneigung gegen Öl. Öl auf der Haut mögen sie gar nicht, beim Essen nutzen sie lieber Fett. Das ist auf die eigene, ohnehin schon ölige Grundstruktur zurückzuführen. Kapha-Typen haben viel Öl in Haut und Haaren gespeichert.

Zwischen dem Vata und dem Kapha steht das Pitta. Dem Pitta wird das Element Feuer zugeordnet. Der Pitta-Typ ist mittelschwer bis athletisch, hat eine wohlproportionierte Figur und eine Mischhaut, ist sehr aktiv und arbeitsam und sein Energiespiegel ist relativ hoch. Seine Gefühle sind intensiv, er ist entschlossen und temperamentvoll aber auch schnell gereizt und zornig. Diese Typen leiden unter zu großer Hitze, haben ein allgemein gutes Gedächtnis, neigen aber auch zu frühzeitigem Ergrauen und Haarausfall. Die Pitta-Typen sind die emsigen Bienen, die ohne Unterlass ihre Pflicht erfüllen und sich hervorragend in die Gesellschaft einfügen können und ihre Lebensaufgabe mit viel Fleiß und Pflichtgefühl erfüllen.

Nun ist es wie mit allen Typenlehren: Jeder Mensch ist eine Mischform aus allen Typen. Im ayurvedischen Sinne setzen sich diese Typen allerdings nicht aus gleichen Teilen zusammen. Auch ist eine Zusammensetzung aus gleichen Teilen nicht die Idealvorstellung oder ein Parameter dafür, ob ein Mensch im Gleichgewicht ist. Es ist viel mehr so, dass jeder Mensch eine Grundkonstitution aus einem bestimmten prozentualen Anteil aller drei Teile hat. Zum Beispiel: Ich habe einen ca. 40% Vata-Anteil, einen ca. 35% Kapha- und 25% Pitta-Anteil. Der 40% Vata-Anteil spiegelt sich vor allem in meinen Haaren wieder. Ich habe eine eher feine und glatte Haarstruktur. Meine Haare neigen zu Trockenheit und werden schnell brüchig. Sie vertragen Öl ganz hervorragend und lieben Feuchtigkeit und feuchtes Wetter. Dieses ist mein persönliches Gleichgewicht. Würden sich diese Verhältnisse verschieben und plötzlich alle drei Anteile bei 33% liegen, würde das für mich bedeuten, dass ich aus dem Gleichgewicht geraten bin.

Allerdings kann es auch Störungen in den einzelnen Bereichen geben. Bei entsprechenden Lebensweisen entstehen zum Beispiel Kapha-Störungen, dh. der Mensch ist antriebslos und kommt schwer in Bewegung, hat großen Hunger ohne satt zu werden und/oder schläft sehr viel. Ganzheitlich-ayurvedisch betrachtet kann man die natürliche

Grundkonstitution des Menschen ermitteln, solch eine Störung ausgleichen und das persönliche Gleichgewicht wieder herstellen. Wie man das im Einzelnen genau macht, ist fallabhängig. Hierfür empfehle ich einen Ayurvedatherapeuten oder einen indischen Arzt. Diese sind - zusätzlich zur Schulmedizin - in der Ayurveda meist gut ausgebildet.

Die ayurvedische Medizin geht davon aus, dass jeder Mensch eine bestimmte Grundkonstitution mit auf den Lebensweg bekommen hat, die die Grundlage bestimmt, welche Behandlungsmethoden angewandt werden. Das gilt für die Medizin wie für die Naturheilkosmetik.

Im Absatz über das Haarwaschpulver von Khadi erwähnte ich Stimmen im Internet, die behaupten, dieses Pulver würde die Haare nicht genug entfetten. Wahrscheinlich kommen diese Meinungen von Menschen mit einem relativ hohen Kapha-Anteil, solchen, die sehr dicke und ölige Haare haben und bei denen das Pulver tatsächlich nicht gut wirkt. Diesen Typen ist geraten, entweder die Waschwirkung des Pulvers zu erhöhen, zum Beispiel durch Zugabe von Wascherde, Henna, Ei-Honig-Zitrone oder Waschnüssen; auch Rheeta oder Shikakai eignen sich, sowie das Sidr. Oder sie sollten das ayurvedische Haarwaschpulver von Eliah Sahil nutzen, das von vornherein eher auf die

Kapha-Haartypen abgestimmt ist. Vata-Typen jedoch, die dünnes, feines Haar haben, werden von der Waschwirkung des Kräuterhaarwaschpulvers von Khadi begeistert sein und es ohne weitere Zusätze nutzen können.

Doch egal, wie Sie sich entscheiden und welche Methode der alternativen Haarwäsche Sie für sich nutzen werden, Ihr persönlicher Typ wird stärker denn je zum Vorschein kommen. Das ist nicht von Nachteil sondern ein großer Vorteil, denn nur so haben Sie die Möglichkeit, ganzheitlich auf Ihre persönlichen Bedürfnisse zu reagieren und Ihre Naturheilkosmetik auf Ihre individuelle Konstitution abzustimmen.

Keine der hier aufgeführten Substanzen und Methoden ist in der Lage, Ihre Grundkonstitution zu verändern. Ein Mensch mit feinen Haaren wird nicht plötzlich dicke, lockige, voluminöse Haare haben. Genauso wenig wird es umgekehrt der Fall sein. Zur persönlichen Konstitution kommt auch noch die genetische Veranlagung und die klimatischen Verhältnisse, in denen man lebt und aufgewachsen ist. In Indien ist das Klima warm und feucht. Trockene Haare kommen hier praktisch nie vor, denn durch die hohe Luftfeuchtigkeit sind die Haare immer gut mit Feuchtigkeit versorgt. Im Gegensatz dazu stehen unsere Breitengrade der nördlichen Hemisphäre wie in meinem Heimatland

Deutschland. Wir haben lange Winter, die Heizungen laufen fast 6 Monate im Jahr und auch die Sommer sind oft trocken und heiß. In solchen Verhältnissen werden Haare natürlich viel schneller spröde und brüchig. Ganz zu schweigen von der genetischen Veranlagung einer Inderin, deren Vorfahren mit dicken, kräftigen, dunklen Haaren gesegnet waren, eben auch begünstigt durch das Klima. Diese Grundvoraussetzungen lassen sich natürlich nicht durch von außen zugeführte Mittel und Substanzen komplett ausgleichen und aufheben. Aber das Waschen mit natürlichen Substanzen macht Ihre Haare von Natur aus kräftiger. Sie sind gesünder und feine Haare erhalten mehr Volumen und natürlichen Glanz. Und zum Vergleich: auch hier haben uns viele Asiaten etwas voraus. Die meisten Menschen haben ihre Haare noch nie mit herkömmlichen Produkten und Chemikalien gewaschen. Ob das auch ein Grund für diese wundervollen, vollen, gesunden und kräftigen Haare ist?

Ich persönlich kann Ihnen nur raten: unterstreichen Sie Ihren Typ. Arbeiten Sie mit der Ihnen gegebenen Grundkonstitution und wenden Sie dementsprechend die für Sie passende alternative Reinigungsmethode an. Ihre natürliche Schönheit wird besser zu Ihnen passen und Ihren Typus vorteilhafter unterstreichen als alle synthetisch hergestellten Chemikalien es jemals können, egal, wie lange sie in den Labors der Chemiefabriken getestet wurden und ungeachtet dessen, was die Werbung Ihnen verspricht.

Diejenigen, die aus einer inneren Vernunft denken,
können erkennen,
dass alle Dinge durch Verbindungsglieder
miteinander zusammenhängen,
und dass alles,
was nicht im Zusammenhang steht,
zerfällt.

(Emanuel Swedenborg,
Himmel und Hölle)

Haut

Mit der Haut ist es genaugenommen wie mit unseren Haaren: die Haut ist ein in sich geschlossenes System, das dazu geschaffen ist, aus sich selbst heraus zu funktionieren. Sie ist das größte Organ unseres Körpers und erfüllt eine entscheidende Schutzfunktion zwischen unserer Außen- und unserer Innenwelt. Ein wichtiger Teil unserer Haut ist der natürliche Säureschutzmantel, der uns vor äußeren Einflüssen schützt. Es ist wider die Natur, permanent in den Regenerationskreislauf der Haut einzugreifen. Alle Chemikalien zerstören unseren Säureschutzmantel und damit diesen Kreislauf. Darum spannt die Haut nach dem Waschen manchmal so seltsam. Das kommt einzig und allein daher, dass unser Schutzmantel weggewaschen wird und unsere Haut 'blank' liegt. Dieser Zustand erfordert natürlich entsprechende Pflegeprodukte mit sog. rückfettender Wirkung, die aber in der Regel ebenso viele Giftstoffe enthalten, wie die zuvor benutzten Seifen und Shampoos. Unser wichtigster Schutz wird auf diese Weise immer mehr geschwächt. Die Folgen sind: leichte Infektanfälligkeit, ein geschwächtes Immunsystem, erhöhtes Krankheitsrisiko. Man steckt sich schnell bei anderen an, zum Beispiel mit Schnupfen oder einer Grippe. Im Herbst entwickelt man leicht

Erkältungskrankheiten und reagiert mit zunehmender Trockenheit auf Heizungsluft und Klimaanlagen.

Führt man nun ständig von außen irgendwelche Stoffe wie Cremes und Salben zu, erlaubt man der Haut nicht mehr, sich aus sich selbst heraus zu regenerieren und zu befeuchten. Der natürliche Regenerationsprozess der Haut wird gestört. Das Resultat: Frühes Altern der Haut, Erschlaffung der Hautoberfläche, die Haut verliert an Spannkraft und wird trocken. Es ist nicht mehr möglich, aus der Dusche zu steigen, ohne die Haut danach mit irgendwelchen Produkten zu versorgen, weil sie sich so unangenehm anfühlt, dass man es ohne künstliche Zusatzstoffe nicht mehr aushält. Das klingt nicht gesund und es ist auch nicht gesund. Verschärft wird dieser Kreislauf durch die Nutzung chemischer Produkte, die obendrein bei jedem Waschgang den Säureschutzmantel der Haut zerstören. Doch es ist möglich, diesem Kreislauf zu entrinnen und sich langfristig aus ihm zu befreien!

Der Umstieg nur auf Wasser als Pflegemittel ist bei der Haut genau so möglich wie bei den Haaren. Allerdings wird die Entwöhnung - wie bei den Haaren und deren Entwöhnung von chemischen Produkten - eine Weile dauern. Doch auch die Haut erholt sich. Je intensiver man künstliche Stoffe zugeführt hat, umso länger dauert es wahrscheinlich, sich zu entwöhnen und zu regenerieren. Am Anfang mag es vielleicht unangenehme Spannungsgefühle auf der Hautoberfläche geben und die Haut ist möglicherweise trocken, doch nach einer Weile erholt sie sich. Der natürliche Säureschutzmantel stellt sich dauerhaft wieder her und legt einen Schutz über die Haut sobald er nicht mit jeder Wäsche zerstört wird. Die Talgproduktion regeneriert sich ebenfalls und wird sich im Laufe der Zeit an die natürlichen Bedürfnisse der Haut anpassen.

Selbstverständlich gibt es auch solche Menschen, die Hautkrankheiten wie Akne, Neurodermitis oder Psoriasis haben. Es gibt Menschen, die zu extrem fettiger Haut neigen oder deren Haut unangenehm trocken ist. Es gibt immer Ausnahmefälle, die aus unterschiedlichen Gründen große Probleme mit dem Organ Haut aufweisen. Doch wenn Sie gesund sind, dann wird ein Waschen nur mit Wasser Ihre natürliche Hautfunktion wieder herstellen. Und sollten Sie Probleme mit Ihrer Haut haben, dann kann eine Umstellung auf das Waschen nur mit Wasser und die Abwendung von jeglichen Chemikalien vielleicht genau die Linderung bringen, die Sie die ganze Zeit versuchten, künstlich herbeizuführen.

Natürlich verschwindet die Grundkonstitution, die

einem mit auf den Lebensweg gegeben ist, nicht davon, dass man keine synthetisch hergestellten Chemikalien mehr benutzt. Doch es unterstützt den natürlichen Regenerationsprozess unsere Körpers und stärkt das Immunsystem und damit die Gesundheit. Unser Allgemeinbefinden wird sich wesentlich verbessern, wenn wir damit aufhören, eines der wichtigsten Komponenten unseres Abwehrsystems zu zerstören: Den natürlichen Säureschutzmantel unserer Haut.

Nach der Umstellung der Haut auf das Waschen nur mit Wasser wird sie samtweich und geschmeidig. Sie wird langfristig weder trocken noch übermäßig fettig sein. Ich spreche aus Erfahrung. Ich habe noch nie in meinem Leben Cremes, Seifen oder Duschgels an meine Haut gelassen. Seit ich denken kann, nutze ich nichts anderes außer Wasser. Und immer wieder erhalte ich Komplimente wegen meiner frischen, jugendlichen und faltenfreien Haut.

Übrigens! Entgegen der landläufigen Meinung: Es ist *nicht* notwendig, jeden Tag zu duschen. Natürlich ist das etwas anderes, wenn man Berufssportler ist, wenn man zu starkem Schwitzen neigt oder sich einfach unwohl fühlt. Und natürlich kann man so oft Duschen wie man möchte. Aber rein naturheilmedizinisch betrachtet ist das nicht notwendig, vor allem nicht mit scharfen Seifen und

Reinigungsmitteln. Hier gilt: weniger ist mehr. Wenn Sie sich nicht dreckig oder unwohl fühlen, dann lassen Sie mit gutem Gewissen das Duschen einfach mal weg. Es wird ihrer Haut nicht schaden. Ganz im Gegenteil: Ihre Haut wird es Ihnen danken, wenn sie mal etwas Ruhe genießen kann, um sich selbst zu regenerieren. Und wenn Sie gerne öfter unter die Dusche gehen, dann muss es vielleicht nicht jedes Mal mit künstlichen Reinigungsmitteln sein; auch nicht mit alternativen Entfettungsmethoden. Reines Wasser reicht oft aus, um das wohlige Gefühl der Sauberkeit zu erzeugen.

Krankheit ist nichts anderes
als ein Versuch des Körpers
krankmachende Stoffe loszuwerden.

(Thomas Sydenham)

Jojobaöl

Dieses Öl ist immer wieder in aller Munde, wenn es um Naturheilkosmetik und Haarpflege geht. Unter den Ureinwohnern Amerikas wurde es als 'flüssiges Gold' gehandelt. Die Indianer benutzten es nicht nur für Haut und Haare sondern auch zum Kochen. Was ist eigentlich das Besondere an Jojobaöl und was unterscheidet es von allen anderen Ölen?

Jojobaöl ist streng genommen gar kein Öl, sondern ein Wachs. Es wird aus den jungen Keimblättern im Samen des Simmondsia Chinensis, des Jojobastrauches, gewonnen. Es hat einen sehr dezenten Geruch und zählt zu den nicht fettenden Ölen bzw. Wachsen.

Normalerweise legen sich Öle um das Haar und auf die Haut und hinterlassen einen Fettfilm. Das ist bei Jojobaöl nicht der Fall, weil es durch seine einmalige Konsistenz komplett in die Haut und ins Haar einzieht, ohne einen schmierigen Film zu hinterlassen. Es ist demnach ein ideales Haaröl und Spitzenfluid, denn es beschwert die Haare nicht und macht sie auch nicht fettig. Es dauert natürlich eine Weile, bis das Öl eingezogen ist. Wenn das Haar also im ersten Augenblick etwas ölig wirkt, hat das nichts zu sagen.

Dieses Öl ist für jeden Hauttyp geeignet und wird gern als Trägersubstanz für ätherische Öle und andere Inhaltsstoffe verwendet. Da es ein Wachs ist, wird es auf der Haut nicht von den körpereigenen Lipasen gespalten. Darum durchdringt es alle Hautschichten optimal und schützt langfristig vor Feuchtigkeitsverlust. Auf der Haut wirkt es außerdem entzündungshemmend und besitzt einen natürlichen Lichtschutzfaktor von drei bis vier. Und es ist sehr reich an Provitamin A und E.

Vitamin A hat eine wichtige Bedeutung für den Schutz von Haut und Schleimhäuten sowie für das Wachstum und die Zellentwicklung und -erneuerung. Es unterstützt Reparaturprozesse auf der Haut und normalisiert die Hautfunktionen. Somit ist es unverzichtbar für die Gesundheit dieser Gewebe. Ein Mangel an Vitamin A bedingt rissige und trockene Haut sowie Hautschäden, zum Beispiel Hautschuppung.

Vitamin E, um es an dieser Stelle noch einmal zu wiederholen, schützt die Zellmembran, das heißt die Außenwände unserer Zellen und ist wichtig für den Fettstoffwechsel. Es sorgt auf diese Weise ebenfalls dafür, dass das Haar nicht brüchig wird oder austrocknet. So erhöht es die Festigkeit der Haare und stärkt die Haarwurzel.

Es eignet sich auch sehr gut als Spitzenfluid, es beugt Haarbruch und Spliss vor. Nach dem Einziehen wird kein fettiger Film auf dem Haar zurückbleiben, genau so wenig wie auf der Haut. Man sollte sich das Öl natürlich nicht flaschenweise über den Kopf gießen.

Geben Sie ein bis zwei Tropfen Öl auf Ihre Handfläche, verreiben Sie es und massieren Sie es sich in die Haare. Für eine Behandlung der Spitzen rate ich, ein bis zwei Tropfen auf die Fingerkuppen zu geben, es dann auf allen Fingerkuppen zu verteilen und dann leicht in die Haarspitzen einzuzupfen. Mehr Öl ist nicht erforderlich, um die Wirkstoffe des flüssigen Goldes der Indianer optimal zu nutzen.

Da wir einzig und allein
aus der Natur entstanden sind,
können wir uns nicht
in Gegensatz zur Natur stellen

(Paul Bertololy,
deutscher Arzt und Schriftsteller)

Die spirituelle Bedeutung der Haare

Die alten Indianer wussten nicht nur vom flüssigen Gold Amerikas, sondern auch um die spirituelle Bedeutung von Haaren bzw. davon, inwieweit unsere Haare in direktem Zusammenhang mit unserer Verbindung zum Kosmos stehen. Für sie galten Haare als die heilige Brücke des Bewusstseins, die unser weltliches Denken mit der universellen Wahrnehmung verbindet. Darum haben sie sich weder die Haare geschnitten noch abgeschoren. Eindrücklich wird diese Philosophie an folgendem Experiment: Im Civil War, dem Amerikanischen Unabhängigkeitskrieg der Jahre 1861 bis 1865, suchte die Armee Mittel und Wege, ihre Feinde zu übervorteilen. Man hatte die Idee, Indianer zu rekrutieren und ihre seherischen Fähigkeiten zum Aufspüren feindlicher Kontrollpunkte zu nutzen.

So wurden alte, traditionell geschulte und erfahrene Indianer in die Armee aufgenommen und nach allen Regeln der entsprechenden Vorschriften eingewiesen und bekleidet: Sie bekamen nagelneue Uniformen, Waffen und den traditionellen, kurzen Army Look, was nichts anderes hieß, als: man schor ihnen die Haare vom Kopf.

Mit dem Verlust ihrer Haare jedoch ging auch der Verlust an gesteigerter Wahrnehmung einher, und die so erfahrenen Alten waren nicht mehr in der

Lage, Fährten aufzuspüren und Zeichen zu sehen, wofür sie aber doch ursprünglich rekrutiert wurden!

Im weiteren Verlauf des Krieges und mit zunehmender Verzweiflung, ausgelaugt und in die Enge getrieben, erlaubte die Armeeführung schließlich den Indianern, ihre langen Haare zu behalten. Der Verlust ihrer Wahrnehmung blieb nunmehr aus. Ihre Fähigkeiten blieben erhalten.

Haare sind heilig. Haare gelten als unsere Verbindung mit dem Universum und dem spirituell Suchenden wird nicht entgangen sein, dass die leise Stimme der inneren Abwehr gegen Chemikalien und Gifte aller Art langsam und fast unmerklich lauter wird. Und das aus gutem Grund.

Erhalten Sie sich ihre Haare, egal wie lang oder kurz sie sind, und prüfen Sie Ihr Gefühl. Wie wird es sich zwischen moderner Chemie und traditioneller Heilweisheit entscheiden? Die Antwort liegt in Ihrem eigenen Innern.

Frieden wird in die Herzen der Menschen kommen,
wenn sie ihre Einheit mit dem Universum erkennen.

(Indianisches Sprichwort)

Haarbürsten

Gibt es eine richtige oder eine falsche Haarbürste? Vor dieser Frage stehen wohl früher oder später alle, die sich eingehender mit ihrer Krone, dem Haupthaar, befassen. Vor allem Langhaarige werden sich diese Frage immer wieder stellen und jeder hat sicher schon die eine oder andere ausprobiert. Ich habe besonders gute Erfahrungen mit der sog. Extension-Haarbürste gemacht. Diese Bürste besteht aus zwei Teilen:

Erstens den etwas längeren Stiften, die oben abgerundet und sehr flexibel in Ihrer Bewegung sind. Das Haar lässt sich problemlos entwirren. Die relativ weichen Borsten schaffen es, jeden Knoten aus dem Haar zu kämmen, ohne zu ziepen und ohne Haare auszureißen. Der Traum eines jeden, der seine Haare wachsen lassen möchte und es dennoch täglich durch Bürsten und entsprechende Kopfmassagen pflegen will.

Der zweite Teil der Bürste besteht aus etwas kürzeren, dicht am Bürstengrund verteilten Wildschweinborsten, die die Haaroberfläche beim Bürsten glätten und dazu beitragen, den natürlichen Schutzfilm des Haares vom Ansatz bis in die Spitzen zu verteilen.

Solch eine Bürste eignet sich hervorragend für die regelmäßige Kopfmassage und das tägliche Bürsten.

Die zweite Bürste in Ihrem Haushalt sollte eine aus reinen Wildschweinborsten sein. Diese Bürste wird aber erst *nach* der gründlichen Behandlung mit der Extension-Haarbürste angewendet, um den Glanz herauszuarbeiten und das Haar zusätzlich zu pflegen.

Beide Bürsten sollten in regelmäßigen Abständen gereinigt werden. Dafür gibt es einen Bürstenreiniger. Das ist ein kleines Werkzeug, das mit seinen dünnen, eng stehenden Metallzinken aussieht wie eine Harke. Mit diesem Gerät können Sie Ihre Haarbürsten ausbürsten und somit Staub und Haarreste aus den Borsten entfernen. Ich persönlich reinige meine Bürsten auf diese Weise nach jedem Gebrauch.

Zusätzlich zu dieser Art der Reinigung sollten die Haarbürsten regelmäßig gewaschen werden. Halten Sie die Bürste dazu unter fließendes Wasser und reinigen Sie die Borsten, indem Sie den Fluss des Wassers mechanisch unterstützen, so wie Sie es beim Waschen ihrer eigenen Haare auch tun würden. Normalerweise benutzt man keine Reinigungsmittel, doch wenn es sich für Sie besser anfühlt, können Sie ganz einfach etwas Wascherde in Wasser auflösen und damit ihre Bürsten säubern. Waschen Sie die Erde am Ende gründlich aus der Bürste aus. Sollten dennoch Reste der Erde in den Borsten hängen bleiben, warten Sie einfach, bis die Bürste getrocknet ist und klopfen Sie diese heraus.

Zum Trocknen sollten die Bürsten mit den Borsten nach unten gelegt werden, um ein Aufquillen des Bürstenkörpers zu vermeiden. Das wird zwar nicht gleich bei einer einmaligen Wäsche geschehen, doch wenn Sie diese Prozedur öfters durchführen und sich das Holz am Ende der Bürste jedes Mal mit Wasser vollsaugt, kann das die Bürste schnell beschädigen.

Die Wildschweinborstenbürste eignet sich auch hervorragend für die Viktorianische Methode. Mit dieser Bürste kann man das Sebum hervorragend vom Kopfansatz in die Längen verteilen.

Sie ist auch sehr gut dafür geeignet, Jojobaöl ins Haar einzukämmen. Dazu verreiben Sie 5 Tropfen auf der Hand. Dann gehen Sie mit den Borsten der Wildschweinborstenbürste darüber und kämmen sich das Öl ins Haar, allerdings immer erst am Ende einer Haarbehandlung, wenn die Haare gut durchgekämmt sind. Bürsten Sie sich von allen Seiten das Öl ins Haar, bürsten Sie auch über Kopf. Die Bürste kann mehrmals auf der Handfläche nachgerieben und mit neuem Öl benetzt werden.

Im ersten Augenblick mögen die Haare vielleicht etwas ölig aussehen, doch das Öl wird vom Haar aufgenommen und ihm Fülle und Volumen geben. Zu empfehlen ist diese Behandlung abends zum Abschluss der letzten Haarbehandlung des Tages. Auch diese Behandlung kann gut am Abend vor der nächsten Haarwäsche durchgeführt werden. So hat das Öl Zeit, auf Ihr Haar einzuwirken. In diesem Fall kann auch gern etwas mehr Öl verwendet werden.

Wer sich selbst und allein verwirklichen will,
der baut sich nur ein eigenes Gefängnis.
Wir sind nicht Herren der Natur,
sondern nur ihr Teil.

(Richard von Weizsäcker)

Saure Rinse

Die Tradition von Essig lässt sich bis ins Altertum zurückverfolgen. Schon die Babylonier nutzten ihn vor gut 5000 Jahren als Heilmittel und die alten Ägypter erkannten seine vielfältigen Anwendungen in der Schönheitspflege. Hildegard von Bingen schrieb 1148 in ihrer Schönheitspflege über Essig-Haarspülungen, dass sie 'jedes Haar seidig und glänzend' machen. Sie bezog sich auf Obst- oder Haushaltsessig, die Erfahrungsberichte der heutigen Zeit favorisieren jedoch ganz klar den Apfelessig. Auch ich kann an dieser Stelle Apfelessig für die Herstellung einer Sauren Rinse wärmstens empfehlen. Doch was hat es mit dem Essig auf sich, dass er als 'Wundermittel' gehandelt wird?

In Wasser verdünnter Essig entspricht dem PH-Wert unserer Haut. Hartes Wasser, Kalkablagerungen und ein zu alkalischer PH-Wert von Leitungswasser wird durch die Zugabe von Essig ausgeglichen. Auf diese Weise hilft Essig, den natürlichen Säureschutzmantel von Haut und Haaren zu bewahren. Somit ist die Saure Rinse neben Regenwasser, destilliertem Wasser und Mineralwasser die vierte Möglichkeit, Kalkreste aus dem Haar zu waschen und restlos zu entfernen. Wer die Saure Rinse jedoch als Pflege für die Haare einsetzen möchte, der nimmt statt Leitungswasser eines der oben genannten. Ich persönlich bevorzuge

Regenwasser mit einem Schuss Bio-Apfelessig nach jeder Haarwäsche und spüle mit kaltem Wasser nach.

Die äußere Schuppenschicht der Haare, die durch in herkömmlichen Shampoos enthaltenen Tenside und Leitungswasser aufgeraut werden, zieht sich wieder zusammen und wird somit geglättet. Glatte Haare reflektieren Licht besser als raue. Eine angegriffene Schuppenschicht wirkt spröde und trocken. Eine geglättete Schuppenschicht dagegen glänzt. Je gesünder und glatter die Schuppenschicht, umso mehr glänzen die Haare.

Außerdem trägt die Stabilisierung des Säureschutzmantels dazu bei, dass nicht so viel Feuchtigkeit verloren geht. Die Haare werden dadurch weicher, fester und sehr gut kämmbar.

Die Anwendung:

Stellen Sie sich am besten ein kleines bis mittelgroßes Gefäß in die Dusche oder an die Badewanne, etwa einen Messbecher der einen halben Liter oder mehr fasst. Füllen Sie den Messbecher mit Wasser und geben Sie einen Schuss Essig hinein. Nachdem Sie Ihr Haar nach dem Waschen kalt nachgespült haben, lassen Sie sich die Saure Rinse einfach über den Kopf und durchs Haar laufen. Das entfernt auch die letzten Reste von Shampoo und Schmutz und verleiht dem Haar einen wunderschönen, seidigen Glanz.

Es ist nicht notwendig, die Saure Rinse wieder auszuspülen. Der Geruch des Apfelessigs wird mit dem Trocknen der Haare verfliegen.

Zur Behandlung von schuppiger Kopfhaut empfiehlt Hildegard von Bingen folgende Anwendung:

½ Tasse Wasser

½ Tasse Obstessig

Vermischen Sie die beiden Flüssigkeiten miteinander. Teilen Sie ihre Haare zu einem Scheitel und tupfen Sie mit einem Pinsel oder einem Wattebausch die Kopfhaut. Egal ob bei fettiger oder trockener Kopfhaut, diese Prozedur hilft - regelmäßig angewandt - sehr wirksam gegen Schuppen.

Auch als Badezusatz kann Essig verwandt werden. Geben Sie einfach einen Schuss mit ins Badewasser. Ein solches Bad hilft besonders wirksam bei der Behandlung von fettiger und unreiner Haut.

Natürlich kann auch ein kleiner Schuss Apfelessig mit in die Ei-Honig-Zitronen-Mischung gegeben werden. Das erhöht ebenfalls den Glanz der Haare. Außerdem wirkt Essig Haarausfall entgegen, da es durch die Regulierung des Säureschutzmantels die Haarfollikel stärkt. Seine reinigenden Eigenschaften prädestinieren ihn jedoch für eine Spülung nach der

Haarwäsche.

Apfelessig kann auch innerlich angewandt werden. Durch seine komplexe Zusammensetzung aus vielen Vitaminen ist dieses Elixier besonders wertvoll. Untersuchungen haben allein beim Verdunstungsprozess in der Luft mehr als 90 Stoffe nachweisen können, darunter viele lebenswichtige Mineralstoffe und Spurenelemente. Die Wechselwirkung der einzelnen Stoffe untereinander macht es der Wissenschaft jedoch bis heute schwer, eine genaue Analyse der Wirkungsmechanismen zu erstellen. Die jahrtausendelange Erfahrung lässt jedoch keinen Zweifel an der positiven Wirkung dieser wunderbaren Flüssigkeit. Fest steht: Menschen, die regelmäßig Apfelessig zu sich nehmen, wirken jünger und agiler, ihre Haut straffer und die Haare gesünder.

Heilen ohne Änderung gibt es nicht.
Heilen kann sich nur jeder selbst.
Die Selbstheilungskräfte
werden dabei von außen unterstützt.

(Rudolf Fridum)

Vom richtigen Zeitpunkt

Die geistige Grundlage ganzheitlichen Lebens, wie sie in vielen Philosophien beschrieben wird, ist die Einheit allen Lebens. Wir leben auf der Erde, die Teil eines größeren Systems ist, des Sonnensystems, das wiederum Teil einer größeren Einheit ist, der Galaxie. Der Mensch begreift sich als Teil des Kosmos' und nimmt mit seinem Leben Bezug zur alles umfassenden Präsenz des Universums. Er ist nicht von ihm getrennt, steht nicht im Widerspruch zu ihm, sondern ist ein Glied in der Kette unendlicher Verstrickungen und Wirkungsmechanismen, die im Universum, unserem Sonnensystem und auf der Erde alles Leben bedingen.

Seit Urzeiten wussten die Menschen um die unterschiedlichen Zeitqualitäten und haben ihr Leben darauf ausgerichtet. Das betrifft nicht nur die Jahreszeiten, die für die Menschen und auch heute noch für die Landwirtschaft von existenzieller Bedeutung sind und an denen sich viele Leben ausrichten; sondern auch um die Qualität der Tage innerhalb eines Monats, geprägt vom Mond.

Die Qualität der Tage hat nicht nur einen grundlegenden Einfluss auf uns und unsere Gefühle, sondern auch auf die Waschwirkung von Wasser oder die Aufnahmebereitschaft von Erde. Manche Unterfangen gelingen an bestimmten

Tagen besser als an anderen. Das hat weniger mit Zufall zu tun als mit der Qualität der jeweiligen Zeit.

Symbolisch sind die unterschiedlichen Energiequalitäten bestimmten Elementen zugeordnet: Feuer, Erde, Luft und Wasser. Wäscht man die Haare an Feuertagen, an denen der Mond im Widder, dem Löwen oder dem Schützen steht, können die Haare im Endergebnis trockener sein als üblich. Sie reagieren empfindlicher auf hartes Wasser, neigen vermehrt dazu, strohig zu wirken, laden sich relativ schnell statisch auf und benötigen vermehrte Feuchtigkeitspflege.

Allerdings wird berichtet, dass ein Haarschnitt an Löwetagen besonders gut gelingt, wobei es hier noch mal einen Unterschied zwischen der Jahreshälfte gibt, in der der Mond in diesem Zeichen abnimmt und der Jahreshälfte, in der der Mond in diesem Zeichen zunimmt. Die Haare an zunehmenden Tagen im Löwen zu schneiden oder schneiden zu lassen, fördert das Haarwachstum. Bei abnehmendem Mond werden die Haare kräftiger und dichter. Es gibt viele Frisöre, die sich wieder auf das alte, überlieferte Wissen besinnen und an diesen Tagen extra lange geöffnet haben. Haarschnitten wird an diesen Tagen eine besondere Bedeutung beigemessen.

Erdtage dagegen, an dem der Mond im Stier, der Jungfrau oder dem Steinbock steht, eignen sich allgemein gut zum Frisieren und für die Pflege. Kuren schlagen jetzt besonders gut an. Der Erde wird ernährungstechnisch die Wurzel und das Salz zugeordnet. Salze sind lebensnotwendig. Der hohe Wassergehalt unseres Körpers setzt sich nicht etwa aus Süßwasser, sondern aus Salzwasser zusammen. Das hat jeder bestimmt schon mal geschmeckt, wenn er Tränen gekostet hat. Mineralsalze, wie sie zum Beispiel in Erde vorhanden sind und Kuren, die die Haarwurzeln stärken, sind während dieser Tage wärmstens zu empfehlen. Auch Haaröle, die Sie auf die Kopfhaut auftragen und die allgemein kräftigend wirken, besitzen jetzt besondere Wirkkraft.

Lufttage, das sind die Tage, an denen der Mond im Zwilling, der Waage oder dem Wassermann steht, eignen sich am besten zur Haarwäsche. Ich persönlich wasche meine Haare ausschließlich an diesen Tagen. Die Haare werden leicht, luftig und locker. Die Pflegestoffe werden gut aufgenommen und da es ein Lufttag ist, beschweren sie die Haare nicht unnötig, sondern lassen sich hervorragend abspülen.

Der Wassermannmond hat noch einmal eine besondere Stellung unter den Luftzeichen. Dieser Mond ist sehr gut für Färbungen geeignet. Nun empfehle ich an dieser Stelle natürlich unbedingt, natürliche Produkte zu nehmen und nicht auf Chemie zurückzugreifen. Henna hat während dieser Zeit eine besonders gute Wirkung und eine extrem hohe Färbekraft. Begünstigt wird dies durch einen zunehmenden Mond, bei dem Farben und Wirkstoffe allgemein besser vom Haar und auch der Haut aufgenommen werden.

Allgemein gilt, dass reinigende Rituale bei abnehmendem Mond durchgeführt werden sollten, wie zum Beispiel eine Heilerdekur oder auch intensives Waschen zur Beseitigung hartnäckiger Rückstände. Pflegende, stärkende, aufbauende Kuren und Maßnahmen sollten vor allem bei zunehmendem Mond angewandt werden. Heilerde innerlich eingenommen kann während des zunehmenden Mondes leichter zu Verstopfung führen als bei abnehmendem Mond. Wird sie allerdings nicht richtig angewandt und in großen Mengen pur gegessen, führt sie definitiv zu Verstopfung wenn nicht sogar zum Darmverschluss.

Wassertage eignen sich überhaupt nicht zum Haarwaschen und -schneiden, auch wenn man zunächst genau das Gegenteil vermutet, da das Element Wasser ja eng mit dem Waschen verknüpft ist, wenn man das Waschen nicht rein mechanisch vornimmt. Ganzheitlich denkende Frisöre raten an diesen Tagen allgemein von einem neuen Haarschnitt ab. Das Waschen kann zu 'very bad hairdays' führen, an denen das Haar praktisch nicht mehr frisierbar ist. Auch das Färben sollte man in dieser Zeit unterlassen. Man sollte dem Haar an diesen Tagen eine Pause gönnen, es einfach mal in Ruhe lassen und den Waschzyklus hinauszuzögern. Es ist ohnehin nicht notwendig, die Haare jeden Tag zu waschen. Dem Haar schadet ein exzessiver Umgang mit Wasser und Waschsubstanzen, da es von der Natur darauf ausgelegt ist, sich selbst zu regenerieren. Ihr Haar wird es Ihnen danken, ein paar Tage Ruhe zu genießen und sich zu erholen.

Ein Mondzyklus dauert ungefähr 28 Tage. Der Mond steht jeweils ca. 2 ½ Tage in einem Zeichen. Auch den fettigsten Haaren sollte man, wenn möglich, diese zwei Tage Ruhe gönnen. Wenn es die Haarlänge hergibt, stecken Sie sie einfach mal hoch. Sollte dies nicht der Fall sein und die Haare *müssen* unbedingt gereinigt werden, dann behandeln Sie Ihre Haare extra vorsichtig und gehen Sie mit schlecht sitzenden Haaren nicht zu hart ins Gericht. Es wird an der Energiequalität des Tages liegen, wenn sie nicht so gut zu frisieren sind wie sonst.

Ein jegliches hat seine Zeit,
und alles Vorhaben unter dem Himmel
hat seine Stunde:
Geboren werden hat seine Zeit, Sterben hat seine Zeit;
Pflanzen hat seine Zeit,
Ausreißen, was gepflanzt ist, hat seine Zeit;
Töten hat seine Zeit, Heilen hat seine Zeit;
Abbrechen hat seine Zeit, Bauen hat seine Zeit;
Weinen hat seine Zeit, Lachen hat seine Zeit;
Klagen hat seine Zeit, Tanzen hat seine Zeit;
Steine wegwerfen hat seine Zeit,
Steine sammeln hat seine Zeit;
Herzen hat seine Zeit,
Aufhören zu herzen hat seine Zeit;
Suchen hat seine Zeit, Verlieren hat seine Zeit;
Behalten hat seine Zeit, Wegwerfen hat seine Zeit;
Zerreißen hat seine Zeit, Zunähen hat seine Zeit;
Schweigen hat seine Zeit, Reden hat seine Zeit;
Lieben hat seine Zeit, Hassen hat seine Zeit;
Streit hat seine Zeit, Friede hat seine Zeit

(Prediger Salomo, 3, 1-8)

Von der Wichtigkeit der Kopfhautpflege

Spätestens jetzt dürfte jedem klar sein, dass schönes Haar und eine gesunde Lebensführung eng miteinander verknüpft sind. Wer dauerhaft schöne, gesunde und kräftige Haare haben will, muss weiter denken als bis zu bestimmten Produkten, die von außen auf das Haar und die Kopfhaut aufgetragen werden. Die richtige Ernährung und Lebensweise spielen genauso eine Rolle wie eine gute Durchblutung. Um diese zu fördern ist es ratsam, in die tägliche Haarpflege Kopfhautmassagen einfließen zu lassen. Massagen unterstützen den Blutfluss, fördern die Durchblutung und gewährleisten so eine bessere Versorgung des Haarbodens mit Nährstoffen. Kopfhautmassagen sind leicht anzuwenden und völlig unkompliziert.

Die richtige Haltung:

Schritt 1 - Stellen sie sich barfuß, mit Strümpfen oder flachen Schuhen auf den Boden, die Beine einen Fuß breit auseinander. Drücken Sie die Knie nicht durch, sondern lassen Sie die Beine locker. Beugen Sie Ihren Kopf vorn über auf Herzhöhe und beginnen Sie, Ihre Kopfhaut mit einer Extension-Haarbürste zu bearbeiten. Ziehen Sie hierbei nicht an den Haaren. Sie werden nicht sofort von oben nach unten die Bürste durch das Haar ziehen können, es sei denn, Sie haben sehr kurze Haare. Es ist beim ersten Schritt nicht notwendig, das Haar bis in die Spitzen durchzukämmen. Sie werden also nur ein paar Zentimeter weit mit der Bürste kommen. Hören Sie an der Stelle auf, an der Sie nicht weiterkommen. Setzen Sie erneut an und ziehen Sie die Bürste mit kräftigen Strichen vom Haaransatz über die Kopfhaut. Führen Sie diese Streichungen aus allen Richtungen durch, bis Sie das Gefühl haben, die Kopfhaut ist von allen Seiten versorgt.

Schritt 2 - Richten Sie sich auf und stellen sich gerade hin. Beginnen Sie nun mit einer Seite, egal ob rechts oder links. Lassen Sie Ihr Haar zu einer Seite herunterhängen und beginnen Sie, die Spitzen auszubürsten. Arbeiten Sie sich langsam am Haarschaft hinauf, bis Sie an der Kopfhaut angelangt sind. Wiederholen Sie nun das Bürsten der Kopfhaut von der Seite aus, die Sie gewählt haben. Auch wenn Sie vorher die Spitzen ausgebürstet haben, ist es nicht notwendig, die Striche bis zu den Spitzen durchzuziehen. Möglicherweise lassen sich die Haare nicht vom Ansatz bis in die Spitzen mit einem Strich durchziehen. Das ist nicht schlimm, denn es geht erneut darum, die Kopfhaut zu stimulieren und die Durchblutung des Haarbodens zu fördern.

Schritt 3 - Wiederholen Sie den Prozess auf der anderen Seite. Bürsten Sie erst die Spitzen aus und massieren Sie dann die Kopfhaut.

Schritt 4 - Richten Sie sich vollkommen auf und bürsten Sie Ihre Haare vom Scheitel nach hinten aus. Es ist nicht notwendig, den Kopf zu sehr nach hinten zu stecken. Stehen Sie gerade. Lassen Sie ruhig ein paar Strähnen zur Seite fallen, dann ist es leichter, die Kopfmitte zu erreichen und auch hier gut von vorn nach hinten auszustreichen.

Schritt 5 - Nehmen Sie wieder die Haltung an wie in Schritt 1 beschrieben. Massieren Sie mit Ihren Fingern die gesamte Kopfhaut. Dies sollte sich so anfühlen, als würden Sie Ihre Kopfhaut leicht gegen die Schädeldecke verschieben. Das dient dazu, die Haut vom Knochen zu lösen, eventuelle Verklebungen innerhalb des Gewebes aufzulockern und damit Ablagerungen und Verhärtungen aufzulösen. Auf diese Weise ermöglichen Sie es Ihrem Körper, seiner Entgiftungsfunktion nachzukommen und die Schadstoffe abzutransportieren.

Schritt 6 - Wiederholen Sie den gesamten Prozess mit einer Wildschweinborstenbürste. Lockern Sie Ihr Haar anschließend mit den Fingern wieder auf.

Im Idealfall wenden Sie diese Massage zweimal täglich, morgens und abends an. Die vermehrte Durchblutung, der leichte Zug an der Haarwurzel und das Geschmeidighalten des Haarbodens wirkt nicht nur stärkend auf Ihr Haar, sondern ist auch die einzige Methode, den Haarwuchs zu fördern. Es gibt viele Präparate auf dem Markt, die das versprechen. Doch diese Präparate allein werden ihr Versprechen nicht halten können, wenn der Haarboden schlecht genährt ist oder die Kopfhaut nicht ausgiebig und entsprechend gepflegt wird. Amla, die Frucht der indischen Stachelbeere, entfaltet ihre gute Wirkung auf die Ernährung der Haarwurzel, wenn täglich der Blutfluss angeregt wird.

Alle in diesem Buch beschriebenen alternativen Anwendungen eignen sich hervorragend dazu, sie intensiv in die Kopfhaut einzumassieren. Der Haarboden profitiert von den Nährstoffen der einzelnen Mischungen enorm.

!!! Wichtig !!! Vor jedem Haarwaschen sollte eine Kopfhautbehandlung durchgeführt werden. Das ist die ideale Vorbereitung der Haare auf einen Waschgang, denn das Waschen bedeutet für die Haare immer auch Stress. Wenn dafür keine Zeit ist, dann bürsten Sie Ihre Haare gründlich.

Im nassen Zustand sind die Haare empfindlicher als im trocknen. Knoten, die vor dem Waschen im Haar sind, werden beim Waschen meist noch dicker, unauflöslicher. Das Risiko, sich dann ungewollt einige Haare abzubrechen oder auszureißen ist ungleich höher, als wenn die Haare vor dem Waschen schon entwirrt und gründlich behandelt wurden.

Alles ist wie durch ein heiliges Band miteinander
verflochten!
Nahezu nichts ist fremd.
Eines schließt sich ja dem anderen an
und schmückt, mit ihm vereinigt, dieselbe Welt.
Aus allem zusammen ist eine Welt vorhanden,
ein Gott, alles durchdringend,
ein Körperstoff, ein Gesetz, eine Vernunft,
allen vernünftigen Wesen gemein,
und eine Wahrheit,
sofern es auch eine Vollkommenheit
für all diese verwandten,
derselben Vernunft teilhaftigen Wesen gibt.

(Marc Aurel)

Welche Rolle spielt die Ernährung?

Wenn es um 'schönes und gesundes Haar' geht, ist das Thema Ernährung unumgänglich. Ohne einen gesunden Haarboden keine gesunden Haarwurzeln. Und ohne kräftige und gesunde Haarwurzeln keine gesunden und kräftigen Haare.

Haarboden bzw. Haarwurzel werden vom Blut ernährt. Das Blut transportiert all die Nährstoffe, die wir mit der Nahrung aufnehmen. Alles in und an unserem Körper wird durch diese Nährstoffe versorgt. 'Du bist was du isst' ist rein biologisch eine Tatsache, die vor allem auf unsere Haare zutrifft. Jeder Haaranalyst, der nicht nur alle Nahrungsmittel sondern auch Drogen, Wettereinflüsse und depressive Phasen am Haar ablesen kann, wird dies bestätigen.

Wenn Sie langfristig gesunde Haare haben möchten, dann ist es von äußerster Wichtigkeit, auf gute Ernährung zu achten. Hier einige Grundsätze:

- Meiden Sie denaturierte Nahrungsmittel. Sie haben keinen Nährwert. Sie verstopfen die Adern mit totgekochten Fetten und bauen das Gewebe nicht auf, was Nahrungsmittel eigentlich tun sollten.

- Meiden Sie raffinierten Zucker. Raffinierter Zucker gehört zu den schädlichsten Nahrungsmitteln unserer Zeit. Er entzieht dem Körper wichtige Nährstoffe, vor allem Kalzium, und wäscht dieses förmlich aus den Zähnen, den Knochen und der Haarwurzel heraus. Am besten, Sie behandeln Zucker wie Gift. Streichen Sie ihn von Ihrem Speiseplan!

- Fabrikmehl - ist fast so schädlich wie Zucker. Es schadet dem Körper mehr als es nützt. Lassen Sie die Finger davon, wenn Ihr Ziel ist, dauerhaft schöne und gesunde Haare zu haben.

- auch gehärtete Fette gehören auf die Liste der Nahrungsmittel, die Sie lieber meiden sollten. Sie verstopfen ebenfalls die Adern und verkleben sie von innen. Wertvolle Nährstoffe, die der Körper zum Leben braucht, können nicht mehr durch die Wände der Adern diffundieren. Dies führt langfristig zur Unterversorgung der entsprechenden Bereiche. Wenn die Haarwurzel nicht mehr ernährt werden kann, degeneriert sie und das Haar fällt aus. Es wird kein neues nachwachsen.

- Achten Sie darauf, welches Salz Sie zu sich nehmen. Das billige Tafelsalz ist mit Chemikalien versetzt, zB. Rieselhilfen, damit es hübsch aussieht, wenn man es übers Essen streut; oder Bleichmittel, die für die schöne, weiße Farbe sorgen. Diese Salze haben so gut wie keinen Nährwert. Sie entziehen dem Körper wichtige Nährstoffe und schaden der Gesundheit nachhaltig.

- Fertigprodukte und Konservendosen sollten Sie ebenfalls aus Ihrer Speisekammer verbannen. Sie enthalten Farbstoffe, Konservierungsmittel und Geschmacksverstärker. Diese sind hochgiftig und auf Dauer genossen sehr schädlich. Diese Produkte haben einen sehr geringen Nährwert, viele von ihnen sind ernährungsphysiologisch praktisch wertlos. Langfristig werden Sie Ihnen nachhaltig schaden.

- Alkohol, Limonade, Kaffee und Schokolade - all diese Dinge sollten Sie nur in sehr geringem Maße zu sich nehmen. Sie enthalten Gerbstoffe, Zucker, Säuerungsmittel, Konservierungsstoffe, wirken austrocknend und vergiften das System. Es ist ratsam, über ihren Verzehr nachzudenken, bevor man es übertreibt.

- Essen Sie keine verarbeiteten Nahrungsmittel! Heutzutage werden über 700 Chemikalien verwendet und von den Herstellern den Produkten zugesetzt.

- Essen Sie stattdessen natürliche Nahrung. Unbehandelte Nahrungsmittel haben immer einen wesentlich höheren Nährwert und können uns ideal mit allem versorgen, was unser Körper braucht. Vor allem nähren sie den Haarboden. Der Haarboden ist der Boden, auf dem unsere Haare wachsen. Er ist wie die Erde, auf der Pflanzen gedeihen. Ist diese Erde arm an Nährstoffen, trocken oder gar vergiftet, werden keine gesunden Pflanzen auf ihr wachsen können. Mit uns und unserem Haar verhält es sich genau so.

Eiweiß ist ein wesentlicher Baustein unserer Haare. Gesundes Eiweiß trägt wesentlich zu vollen und gesunden Haaren bei. Eiweiß ist enthalten in Nüssen, Samen, Vollkornreis, Mais, Sojabohnen, Weizenkeimen, Weizenvollkorn, Avocados, Buchweizen, Eiern, Käse, Fisch, Geflügel und Rindfleisch. Auch sämtliche Früchte, Gemüsesorten und Salate enthalten Eiweiß, jedoch nicht in großen Mengen.

Besonders wichtige Vitamine und Mineralien, die für ein gesundes Haarwachstum von großer Bedeutung sind, sind folgende:

Kalzium - ein wichtiger Mineralstoff zur Reparatur von Körpergeweben. Seine Aufnahme wird durch Vitamin D gefördert. Kalzium ist wichtig für die Bildung von Knochen und Zähnen. Eine ausreichende Versorgung mit Kalzium bedingt starke Fingernägel und gesunde Haare. Es findet sich vor allem in Rohmilchkäse, grünem Blattgemüse, Milch, Joghurt und Sojabohnen. Tagesbedarf: 1000 mg

Phosphor - auch dieser Mineralstoff ist vom Vitamin D abhängig und kann nur mit Hilfe dieses Vitamins vom Körper aufgenommen werden. Phosphor ist ebenfalls wichtig für die Bildung neuer Gewebe und an der Aufrechterhaltung der Knochen- und Zahnstabilität beteiligt. Quellen sind alle eiweißreichen Lebensmittel. Tagesbedarf: 300 - 400 mg

Vitamin D - starke Knochen und Zähne sowie die Aufnahme von Kalzium und Phosphor hängen von diesem Vitamin ab. Im Haar sind Spuren von Kalzium zu finden. Somit ist dieses Vitamin essenziell für eine gesunde Haarpflege. Vitamin D liegt meist als Provitamin vor und wandelt sich zum eigentlichen Vitamin unter der Einwirkung von Sonnenlicht. Vitamin-D-Quellen sind Hering, Heilbutt, Avocado, Eier, Pfifferlinge, Champignons, Rinderleber und Käse. Tagesbedarf: 5 Mikrogramm

Kalium - die Reizleitung der Nerven ist abhängig von einer ausreichenden Kaliumzufuhr. Auch die Herztätigkeit und die Aufrechterhaltung des Säure-Basen-Gleichgewichts stehen im Zusammenhang mit Kalium. Das ist extrem wichtig, damit der Körper weder ins saure noch ins alkalische Milieu abgleitet und somit lebenswichtige Funktionen stört. Außerdem spielt es eine Rolle in der Verwertung von Eiweiß, was wiederum für die Gesundheit der Haare und der Kopfhaut essentiell ist. Kalium ist vor allem in weißen Bohnen, Linsen, Spinat, Feldsalat, Kartoffeln, Bananen und Roggenvollkornbrot enthalten sowie in Algen, Karotten und Honig. Tagesbedarf: 2 - 5 g

Magnesium - Magnesium dient, genau wie Kalzium und Vitamin D, dem Aufbau von Zähnen und Knochen. Außerdem ist es wichtig für die

Verwertung einer Reihe von Enzymen des Stoffwechsels und hat positiven Einfluss auf die Nerven und Muskeln. Es wird auch als Anti-Stress-Mineral verstanden. Ein Mangel an Magnesium zeigt sich in Muskelkrämpfen, Muskelzuckungen und Herzrhythmusstörungen. Die Funktion der Blutgefäße wird beeinträchtigt, was sich sehr schnell an der Kopfhaut widerspiegelt, da es die vom Körper am schwersten zu erreichende Stelle ist. Gute Magnesiumlieferanten sind ungeschälter Reis, Sonnenblumenkerne, weiße Bohnen, Weizenkeime, Haferflocken, Vollkorngetreide, Spinat und Zitrusfrüchte. Tagesbedarf: 300 - 350 mg

Schwefel - Schwefel wurde im Hinblick auf das Ei schon einmal erwähnt. Schwefel ist wichtig für die Bildung von Knorpel und Geweben, vor allem für die Haare. Er verleiht den Haaren Glanz. Wenn Ihre Haare stumpf und leblos sind, ist dies möglicherweise auf einen Schwefelmangel zurückzuführen. Quellen sind natürlich Eier, aber auch Hülsenfrüchte und Kohlsorten, Milchprodukte, Fleisch, Bierhefe, Zwiebeln, Knoblauch und Lauch. Tagesbedarf: 50 - 100 Mikrogramm

Eisen - Eisen darf in einer gesunden Ernährung nicht fehlen und wenn Sie kräftige und gesunde Haare haben und behalten wollen, dann ist Eisen für Ihre Ernährung unerlässlich. Eisen ist verantwortlich für die Bildung des roten

Blutfarbstoffs Hämoglobin. Hämoglobin bindet Sauerstoff und transportiert ihn zu allen Zellen im Körper. Ohne Sauerstoff können wir nicht leben. Ist die Eisenzufuhr herabgesetzt, wird die Hämoglobinproduktion gestört und somit in der Folge auch die Sauerstoffversorgung des Körpers. Die Haare sind die ersten Anhangsgebilde des Körpers, die durch eine ständige Unterversorgung Schaden nehmen. Sie werden trocken, brüchig und fallen aus. Eisen ist in Hirse, Linsen, Bohnen, Haferflocken, Spinat, Roggenvollkornbrot, Rindfleisch, grünem Blattgemüse und allen frischen Früchten enthalten. Tagesbedarf: 10 - 15 mg

Jod - beeinflusst das Wachstum und die Teilung von Zellen. Das ist für das Haarwachstum und die Haargesundheit die wichtigste Funktion dieses Spurenelementes. Natürlich hat es auch erheblichen Einfluss auf die Schilddrüse, denn es ist ein Bestandteil der Schilddrüsenhormone, es reguliert den Nahrungsbedarf, die Wärmeproduktion und den Sauerstoffverbrauch; es ist wichtig für die Entwicklung des Gehirns und beeinflusst die geistige Entwicklung eines Menschen. Außerdem spielt es eine erhebliche Rolle für die Widerstandsfähigkeit gegen Krankheiten. Fehlt Jod in der Nahrung, werden die Haare vorzeitig grau, brüchig, glanzlos und fallen aus. Jod findet sich in allen Nahrungsmitteln, die aus dem Meer kommen: Schellfisch, Seelachs, Kabeljau, Scholle und natürlich Algen. Tagesbedarf: 200 Mikrogramm

Natrium - Natrium gehört zu den Mineralstoffen. Es hat Bedeutung für die Reizleitung der Nerven und Muskeln, reguliert den Wasserhaushalt, hält die Gewebespannung aufrecht und aktiviert Enzyme. Hier ist ganz wichtig: Ihr Körper benötigt organisches Natrium, kein anorganisches wie zum Beispiel Tafelsalz! Tafelsalz ist kein wertvolles, für den Körper verwertbares Natrium sondern Natriumchlorid, eine chemische Verbindung. Dieses kann Ihr Körper nicht verstoffwechseln. Es treibt höchstens den Blutdruck in die Höhe. Außerdem ist in vielen Nahrungsmitteln Natrium enthalten, was ein zusätzliches salzen oftmals überflüssig macht und mehr schadet als nützt. Weniger ist auch hier mehr! Natürlich findet man Natrium in den Haaren. Es unterstützt die Eiweißsynthese und die Assimilation vieler Mineralien, die für ein gesundes Haarwachstum benötigt wird. Natürliche Natriumlieferanten sind frische Gemüse, Salate, Algen und alle Nahrungsmittel aus dem Meer. Tagesbedarf: 2 - 5 g

Vitamin E - Vitamin E ist ein Antioxidant und schützt die Zellmembran, das heißt die Außenwände unserer Zellen. Es sorgt dafür, dass das Haar nicht brüchig wird oder austrocknet. Auf diese Weise erhöht es die Festigkeit der Haare und stärkt die Haarwurzel. Eine der Hauptquellen sind Weizenkeime, es fehlt jedoch in Weißmehl! Darum muss dieser Stoff ersetzt werden. Er ist in Weizenkeimöl, Haselnüssen, Leinsamen,

Vollkorngetreide, Paprika und Sojamehl vorhanden. Außerdem ist Vitamin E Bestandteil aller Pflanzenöle. Tagesbedarf: 12 - 14 mg

Pantothensäure - Sie gehört zur Gruppe der B-Vitamine und ist verantwortlich für die Gesunderhaltung der Haut, sowie für die Entgiftung und den Stoffwechsel der Gewebe. Dadurch beugt es dem Ergrauen der Haare vor. Dr. Kathrin Metz-Müller und Dr. Holger Metz nennen die Pantothensäure in ihrem Buch 'Gesunde Ernährung' den Anti-Graue-Haare-Faktor. Sie kommt vor in Eiern, Hering, trockenen Erbsen (keine Konserven oder Fertigware!), Vollreis, Brokkoli, Blumenkohl, Hühnerbrust und Weizenvollkorn. Tagesbedarf: 6 mg

Vitamin C - Dieses Vitamin kommt ebenfalls dem Haarwuchs zugute, denn es wird von den Blutkörperchen benötigt, um Eisen zu binden und zu den Haarwurzeln zu transportieren. Des weiteren wird es bei der Bildung von Kollagen benötigt. Vitamin C findet sich in allen frischen Zitrusfrüchten wie Zitronen, Kiwis, Orangen, Mandarinen. Außerdem in Sanddornsaft, schwarzer Johannisbeere, Paprika, Brokkoli, Blumenkohl, Feldsalat und Sauerkraut. Tagesbedarf: 100 mg

Vitamin A - Vitamin A ist verantwortlich für das Wachstum und die Zellentwicklung. Es schützt die Haut und die Schleimhäute. Fehlt dieses Vitamin, kommt es zu Austrocknung, rissiger Haut, gestörtem Wachstum und Hautschuppung. Struppige, spröde Haare sind die Folge. Vitamin A ist vor allem in Karotten, Spinat, Kopfsalat, Butter, Thunfisch, Käse, Ei und allen grünen Blattgemüsen enthalten.

Vitamin-B-Komplex - der Begriff 'Komplex' bezeichnet die gesamte Gruppe der B-Vitamine. Die Farbe der Haare sowie das Wachstum hängen von den Vitaminen des B-Komplexes ab. Einige haben einen direkten Einfluss auf die Gesundheit der Haare, andere beeinflussen das Nervensystem und damit indirekt auch die Haare. Quellen sind: Hering, Seelachs, Linsen, Erbsen, Naturreis, Emmentaler, Grünkohl, Vollmilch, Joghurt, Bananen, Roggenvollkorn, Kartoffeln, Camembert, Rindfleisch, Gorgonzola und Zucchini.

Eine gesunde Ernährung ist von gesunden Haaren nicht zu trennen. Es wird nicht möglich sein, langfristig eine gesunde Versorgung der Haarwurzel zu gewährleisten, wenn die entsprechenden Nährstoffe nicht zur Verfügung stehen. Achten Sie deshalb gut darauf, was Sie zu sich nehmen. Denken Sie an den altbekannten Spruch:

Du bist, was du isst.

(Paracelsus)

Unsere Nahrungsmittel sollten Heil-,
unsere Heilmittel Nahrungsmittel sein.

(Hippokrates)

Die richtige Atmung

Vielleicht werden Sie sich im ersten Augenblick, beim Durchscannen des Inhaltsverzeichnisses oder beim Lesen der Kapitelüberschriften, gewundert haben, warum in einem Buch über Haarpflege die Atmung thematisiert wird. Der Zusammenhang ist ganz einfach:

Tiefes Atmen gewährleistet die ideale Versorgung der Zellen mit Sauerstoff, der mindestens so wichtig für Ihre Gesundheit ist wie gehaltvolle Nahrungsmittel. Je besser die Zellen mit Sauerstoff versorgt sind, umso leistungsfähiger sind sie. Gleichzeitig gewährleistet eine gute Atmung den Abtransport wichtiger Giftstoffe. Stickstoff wird ebenso von den roten Blutkörperchen gebunden wie Sauerstoff. Sauerstoff wird an die Zellen abgegeben und gleichzeitig wird Stickstoff aufgenommen und über die Lunge sozusagen entsorgt. Durch tiefe, bewusste Atmung unterstützen Sie diesen Prozess. Sie reinigen praktisch ihren Körper und stärken ihn gleichzeitig.

Meditationen eignen sich hervorragend für diesen Prozess. Ganz abgesehen von der spirituellen Komponente hat die Meditation auch auf körperlicher Ebene tiefgreifende Wirkungen und wird grundlegende, positive Veränderungen Ihres Gesundheitszustandes zeitigen. Den Körper ganz bewusst mit Sauerstoff zu versorgen und zu entgiften, wird auch dazu beitragen, sich Ihrer selbst bewusster zu werden. Möglicherweise gibt dies einen Anstoß, allgemein bewusster und überlegter mit sich und ihrem kostbaren Vehikel, dem Körper, umzugehen.

Krankheit ist,
von ihrer Basis her gesehen,
eine gestörte Balance der Energiesysteme
oder deren Blockade
durch mangelhafte Energieversorgung.

(Erich Körbler)

Das tägliche Leben

Nicht nur die Nahrung ist wichtig für unser Allgemeinbefinden und unsere langfristige Gesunderhaltung, sondern auch unsere Lebensweise. Die reichhaltigsten Mahlzeiten abends um 23h, unmittelbar vor dem Schlafengehen eingenommen, werden nicht den positiven Effekt auf Ihre Gesundheit haben, den Sie sich davon vielleicht erhoffen. Ebenso wichtig für Ihre Gesundheit ist ihr Lebensstil. Jemand, der sich so gut wie nie bewegt, tagein, tagaus vor dem Bildschirm rumhängt und keine frische Luft an seine Haut und in seine Lungen lässt, wird nicht das Allgemeinbefinden eines gesunden, vitalen Menschen besitzen.

Gehen Sie täglich an die frische Luft! Sauerstoff ist für Ihre Gesundheit mindestens so wichtig wie die Nahrung, die Sie zu sich nehmen. Sonnenlicht ist essentiell für die Vitamin-D-Synthese in unserem Körper. Ohne Sonnenlicht kann der Körper dieses lebenswichtige Vitamin nicht in eine verwertbare Form umwandeln.

Ein täglicher Spaziergang bringt Ihren Kreislauf in Schwung und fördert die Durchblutung. Außerdem wird vermehrt Sauerstoff durch die Lungen aufgenommen und über das Blut zu den einzelnen Organen, natürlich auch zu den Haarwurzeln, transportiert. Und umso besser und effektiver werden Giftstoffe abtransportiert und können ausgeschieden werden.

Ideal wäre es, wenn Sie sich nach jeder Mahlzeit 20 - 30 Minuten bewegen. Gehen Sie in Ihrer Frühstückspause eine kleine Runde spazieren, ebenso in Ihrer Mittagspause. Das fördert die Nahrungsaufnahme und -verwertung. Es unterstützt das Verdauungssystem bei der Arbeit. Alle Nahrungsmittel können so besser, effektiver und vor allem einfacher vom Körper verwertet werden.

Ich sage nicht, dass die größte Mahlzeit des Tages am frühen Morgen eingenommen werden muss. Viele Menschen sind nicht in der Lage, den Tag mit Essen zu beginnen und das ist auch nicht notwendig. Es ist jedoch wichtig, die größte Mahlzeit *nicht* spätabends einzunehmen, sondern sie in Ihren Tagesablauf zu integrieren.

Wenn Sie überhaupt kein Typ für große Mahlzeiten sind, können Sie auch mehrere kleine über den Tag verteilen. Viele hochwertige Nahrungsmittel kann man auch über den Tag verteilt oder nebenbei essen. Natürlich wäre es ideal, sich für jede Mahlzeit und jedes Essen extra hinzusetzen und sich dafür Zeit zu nehmen. Aber haben das unsere Vorfahren in früher Zeit ebenso getan? Oder haben die nicht genau so wie wir, neben einer Tätigkeit - dem Jagen, dem Sammeln, dem Bauen der Hütte und dem Hüten der Kinder - gegessen, ohne die

Möglichkeit gehabt zu haben, sich für alles, was sie vertilgen, erst gemütlich niederzulassen? So ähnlich wird das gewesen sein. Darum hier nun ein wunderbarer Tipp ausgewählter Nahrungsmittel von hohem Nährwert, die man hervorragend bei fast allen Gelegenheiten nebenbei essen und gleichzeitig als vollwertige Mahlzeit werten kann.

Ganz sein,
nicht fragmentiert in unseren Handlungen,
im Leben,
in jeder Art von Beziehung,
das ist das eigentliche Wesen geistiger Gesundheit.

(Krishnamurti, Vollkommene Freiheit)

Das Römische Frühstück, Mittag- und Abendessen

Viele von Ihnen werden sich an Darstellungen der alten Römer erinnern, die in atemberaubend schönen Sälen mit stuckverzierten Decken und wunderschönen Wandmalereien, eingerahmt von griechischen Säulen, auf samtigen Kanapees liegend mit den herrlichsten Köstlichkeiten versorgt wurden. Weintrauben, frisches Obst, hochwertiges Öl, Oliven aller Art, naturreine Nüsse und Samen, getrocknete Früchte, Milch, Käse, Wein und Honig gehörten zur Standardausstattung eines jeden Palastes.

Heute meinen wir, nur eine warme Mahlzeit sei eine vollwertige Mahlzeit, was allerdings nicht stimmt. Vielleicht galt es nach dem Krieg als Luxus, ein warmes Essen für die ganze Familie zu kochen, doch zu glauben, man könne sich ausschließlich von warmen Mahlzeiten vollwertig ernähren, bzw. dass nur warme Speisen uns gut ernähren würden, hat die Ernährungswissenschaft heute mehrfach widerlegt. Viele Menschen gehen wieder dazu über, gar keine gekochten oder verarbeiteten Nahrungsmittel mehr zu sich zu nehmen. Ob Sie ausschließlich so leben möchten, sei Ihnen überlassen. Gut für die Gesundheit ist es allemal, keine auf irgendeine Weise bearbeiteten Lebensmittel zu sich zu nehmen. Doch es gibt auch eine gesunde Kombination aus beidem.

Wenn Sie eine Zwischenmahlzeit einnehmen wollen, aber keine Pause machen können oder möchten, dann sei ein römisches Essen empfohlen. Hierzu ist es nicht notwendig, all die genannten Köstlichkeiten aufzufahren. Aber schon ein oder zwei der genannten Lebensmittel genügen, um eine gesunde Kombination und ein herrliches Geschmackserlebnis zu kreieren. Käse und Weintrauben zum Beispiel - eine sehr bekannte und beliebte Kombination. Oliven lassen sich auch hervorragend mit Obst und Käse kombinieren. Pflanzenöle, hier und da mal ein Löffel zu Nüssen oder Sesamsamen in den Mund gesteckt, zum Beispiel kaltgepresstes Olivenöl, oder auch Kürbiskern- und Erdnussöl, runden den Geschmack dieser hochwertigen Lebensmittel ab und verfeinern ihn sogar noch, ohne dass eine Vorbereitung, Kochen oder das Tischdecken notwendig ist.

Empfehlenswert sind zum Beispiel Nussmischungen unterschiedlicher Nüsse mit Rosinen oder anderen getrockneten Früchten, die es fertig zu kaufen gibt. Auch getrocknete Pflaumen lassen sich auf jeden Bürotisch stellen und bei der Arbeit essen, ohne dass man gleich die Arbeit unterbrechen muss.

Wenn man allerdings Zwischenmahlzeiten in dieser Form zu sich nimmt, ist es wichtig, sich bewusst zu machen, dass es sich um Mahlzeiten handelt und nicht um Snacks zwischendurch, die man unterbewusst nicht als Mahlzeit zählt und am Ende solche Lebensmittel einfach zum normalen Speiseplan hinzuaddiert. Auch ist es nicht ratsam, eine ganze Dose getrockneter Pflaumen auf einmal zu essen, schon gar nicht ohne eine andere Zutat, denn das führt entweder zu Verstopfung oder zu Durchfall, beides ist möglich, aber sicher ist: Sie werden sich danach nicht besser sondern aller Voraussicht nach schlechter fühlen.

Die Mischung und die Menge macht das Gift. Das gilt für alles, was wir zu uns nehmen. Doch wenn keine Zeit zum Mittag oder zum Frühstück bleibt, dann muss es nicht immer das gebackene, hefelastige, bestrichene Brot sein. Auch muss es keine erwärmte Speise sein, weder zum Frühstück noch zu irgendeiner anderen Tageszeit. Wir sind absolut überlebensfähig, wenn wir nicht alles abkochen, was wir zu uns nehmen.

Wenn Sie die ursprünglich-römische Art der Nahrungsaufnahme bevorzugen, dann tischen Sie daheim die genannten Lebensmittel auf, nehmen Sie sich Zeit und genießen Sie. Ein gutes Gespräch, schöne Musik, eine gemütliche Couch und eine schöne Atmosphäre passen selbstverständlich ganz wunderbar zu diesem Essen. Und gehaltvoll ist es obendrein.

Die Natur ist die beste Führerin des Lebens.

(Cicero, römischer Philosoph)

Öl

Das Besondere an Öl ist: es lässt sich wunderbar mit weiteren Lebensmitteln wie Obst, Nüssen, Käse und anderem kombinieren. Öl galt in den alten Kulturen als Heilmittel, weswegen ihm eine ganz besondere Bedeutung zukommt und es als solches eingesetzt werden sollte.

Viele Öle sollten nicht hoch erhitzt werden, da auf diese Weise die wertvollen Fettsäuren in ungesättigte Fette gewandelt und somit wertlos werden. Wenn Sie den Heilwert eines Öls erhalten wollen, erhitzen Sie es am Besten gar nicht. Kochen oder Braten Sie ohne Öl in eigens dazu hergestellten, beschichteten Töpfen und Pfannen. Wenn das Gericht fertig ist und Sie servieren, dann geben Sie frisches Öl über Ihre Mahlzeit. Auf diese Weise stehen dem Körper alle wertvollen Inhaltsstoffe zur Verfügung.

Öl gilt allgemein als fettstoffwechselregulierend und cholesterinsenkend. Allerdings nur dann, wenn es wie eben beschrieben eingesetzt wird. Das gilt nicht, wenn die Öle kaputtgekocht und - gebraten werden.

Alle Pflanzenöle sind reich an Vitamin E. Vitamin E schützt die Zellstruktur und die Außenwände der Zellen, die Zellmembranen. Das heißt, es sorgt so für deren Gesunderhaltung. Gute Öle tragen somit zu einem gesunden Hautbild sowie zu gesunden Haaren bei. Vor allem Menschen, die zu trockener Haut und trockenen Haaren neigen, ist die Einnahme von Ölen sehr zu empfehlen.

Öle können innerlich aber auch äußerlich angewendet werden. In der ayurvedischen Medizin nutzt man die sog. Abyhanga als Therapieform. Die Abyhanga ist eine Ganzkörpermassage, die mit viel Öl durchgeführt wird. Je nach Typ und Problemstellung werden den Ölen ganz spezielle Inhaltsstoffe beigemischt. Diese Mischung wird dann eine Stunde lang über die Haut in den Körper eingeschleust. Das Organ Haut wird also hier als Träger genutzt, um die gewünschten Inhaltsstoffe in den Körper zu schleusen und ihm so zur Verfügung zu stellen. Gleichzeitig regen die Streichungen die Haut dazu an, Giftstoffe auszuscheiden. Die Abyhanga ist also einerseits eine Methode, um heilende Stoffe zuzuführen und gleichzeitig eine Methode, den Körper darin zu unterstützen, giftige Stoffe auszuscheiden.

Nun werden sich einige fragen, wie man hier in Deutschland zu einer Abhyanga kommt und was das mit Ihren Haaren zu tun hat. Dazu gibt es zwei Antworten: erstens kann man die Abhyanga ganz einfach daheim mit naturreinen Ölen durchführen. Und zweitens geht es hier vor allem darum, deutlich zu machen, dass das Organ Haut ein Aufnahmeorgan ist, über das wichtige Stoffe in unser System eingeschleust werden können. Schon über das Ölen der Beine werden Inhaltsstoffe in unser System gebracht. Ebenso über das Ölen der Hände, des Gesichts, des Rückens. Allerdings gilt das natürlich auch für Giftstoffe. Die werden über die Haut ebenso aufgenommen wie heilende Wirkstoffe.

Das Irrwitzige ist, dass in der westlichen Welt der Glaube weit verbreitet ist, dass uns das Gift und die Chemikalien, die wir uns auf die Haut schmieren, nicht schaden können; dagegen existiert im asiatischen Raum ein ganzer Zweig der Medizin, der ausschließlich die Haut als Trägerorgan nutzt: das Ayurveda.

Einige Öle wirken schmerzlindernd, zum Beispiel Olivenöl. Es sind ganze Bücher nur über dieses eine Öl geschrieben worden, weil es so wirkungsvoll und vielfältig in seiner Beschaffenheit ist. Ich kann nur jedem raten, sich näher mit dem Thema Öl auseinanderzusetzen. Hierzu empfehle ich vor allem das Buch 'Heilsame Öle' von Roland Lüthi und Doris Iding, erschienen im Kopp Verlag. Die Autoren geben einen ausführlichen Umriss über Anwendungen und Wirkungsweisen.

Allgemein sei hier betont, dass Öle bei keiner Mahlzeit fehlen sollten. Es mag vielleicht zunächst Überwindung kosten, das erste Mal einen Teelöffel Öl pur in den Mund zu stecken oder ungewohnt sein, Öl pur über Ihre Mahlzeiten zu geben; aber wenn Sie Ihr Öl gefunden haben, dann wird sich die anfängliche Skepsis schnell in Genuss wandeln. Vor allem dann, wenn Sie langsam spüren, wie wohl Ihnen das Öl tut und welch heilende Wirkung es auf Ihren Körper hat.

Öl wirkt sich äußerst positiv auf die Verdauung aus. Es reguliert neben dem Cholesterinspiegel auch unser Hunger- und Sättigungsgefühl. Alle Zellen unseres Körpers leben von den Inhaltsstoffen, die in Ölen vorhanden sind. Öle bewirken immer eine ganzkörperliche Behandlung, egal ob sie 'nur' als Zutat einer Mahlzeit dienen, oder über die Haut zugeführt werden.

Nun bin ich in diesem Buch schon ausführlich auf das Jojobaöl eingegangen. Jojobaöl empfehle ich vor allem für die äußere Anwendung von Haut und Haaren. Es wird selten als Nahrungsmittel angeboten. Im Supermarkt ist es so gut wie nie unter den Speiseölen zu finden, auch wenn es die Indianer nicht nur äußerlich sondern auch innerlich angewandt haben.

Nun wird Jojobaöl als Massageöl und Olivenöl als Haaröl in vielen Quellen angepriesen und empfohlen. Meine persönliche Meinung und Erfahrung: Jojobaöl eignet sich nicht besonders gut als Massageöl, weil es nicht fettend ist. Ein stark fettendes Öl ist zum Beispiel Erdnussöl und Kokosnussöl. Auch Olivenöl zählt zu den stark fettenden Ölen, darum kann ich diese Öle für die

Haare eher weniger empfehlen. Olivenöl ist reich an Ölsäure und einfach ungesättigten Fettsäuren, was es sehr schwer macht. Es beschwert die Haare und hinterlässt gleichzeitig einen Fettfilm auf ihrer Oberfläche. Alle stark fettenden Öle fetten die Haare extrem stark ein.

Sie können natürlich als Haarkur eingesetzt werden, indem man es aufträgt, einwirken lässt und danach ausspült. Allerdings haben auch hier viele NutzerInnen berichtet, dass sie große Schwierigkeiten hatten, diese Öle vollständig vom gesamten Haarschaft zu entfernen.

Viele Naturshampoos sind dazu tatsächlich zu mild. Sie kommen gegen den groben, schwer öligen Film auf dem Haar nicht an. Das gilt sogar für viele herkömmliche Shampoos. Eine Nutzerin berichtet sogar, dass sie nach mehrmaligem Haarwaschen in ihrer Verzweiflung zu Geschirrspülmittel griff, nur um endlich diesen Fettfilm loszuwerden. Eine echte Verzweiflungstat!

Darum an alle, die ernsthaft über den Umstieg auf Naturheilkosmetik nachdenken: Nutzen Sie nur Zutaten, die Ihr Haar nicht allzu sehr beschweren und für Ihre Haare geeignet sind. Ich kann es gar nicht oft genug sagen: Das Haaröl Nummer eins ist und bleibt Jojobaöl. Sie werden die Wirkung selbst feststellen und erleben, sollten Sie es einmal testen. Auch als Hautöl kann ich es empfehlen. Beides, Haut und Haar, sollte allerdings absolut frei von chemischen Stoffen sein, was meist einige Wäschen dauert. Solange synthetische Stoffe an der Oberfläche angelagert sind, werden natürliche Inhaltsstoffe nicht die hier beschriebene und erhoffte Wirkung haben. Das gilt für alle Haarreinigungsmethoden sowie für alle Kuren.

Es wird natürlich Menschen geben, die sich nicht vorstellen können, Öle in dieser Form zu sich zu nehmen; die es als unangenehm empfinden, sich Öl auf die Haut zu schmieren, geschweige denn ins Haar. Dies ist ein Zeichen eines relativ hohen Kapha-Anteils. Diesen Typen sei hier eine Ölziehkur empfohlen, die ebenfalls entgiftend und gleichzeitig nährend wirkt: nehmen Sie - am besten morgens nach dem Aufstehen, geeignet ist aber auch jede andere Tageszeit - einen Esslöffel Öl ein und behalten es im Mund. Ziehen und pressen sie dieses Öl durch die Zähne und den gesamten Mundraum. Sonnenblumenöl, aber auch Olivenöl, eignen sich hierzu hervorragend. Sie werden merken, wann das Öl wässrig wird. Dann ist es 'gesättigt'. Das wird zwischen 7 und 10 Minuten dauern. Spucken Sie es danach aus. Das Öl hat jetzt alle giftigen Stoffe, die es aufnehmen konnte, aus Ihrem Körper gesogen und die wertvollen Inhaltsstoffe abgegeben. Wenn Sie die Ölziehkur länger als nötig durchführen, werden die eben herausgezogenen Giftstoffe wieder in den Körper eingeschleust. Spülen Sie danach den Mund aus.

Das ist die berühmte Ölziehkur. Sie ist in mehren Varianten und vielen Heilbüchern ausführlich beschrieben und ist für Menschen, denen Öl nicht besonders angenehm ist, eine wertvolle Alternative. Natürlich werden auch alle anderen von dieser Kur profitieren.

Probieren Sie es aus und nutzen Sie die Eigenschaften des Öls! Es ist eines der wertvollsten Elixiere, die uns die Natur zur Verfügung stellt. Und das nicht ohne Grund.

Die Grundursache von Krankheiten ist
– das Fehlen von Stoffen,
die im Körper sein sollten und
– das Vorhandensein von Stoffen,
die nicht im Körper sein sollten.

(Cyril Scott)

Ätherische Öle

Ätherische Öle gehören streng genommen gar nicht zu den Ölen im herkömmlichen Sinn. Es sind Auszüge und Essenzen aus Pflanzen, die sich in Wasser und Öl lösen lassen oder in Wasserlampen verdampfen. Das sind nicht die Eigenschaften eines 'normalen' Öls.

Ätherische Öle sind hochkonzentrierte Wirkstoffe. Sie werden tropfenweise angewandt. Höchstens drei Tropfen eines Öls sollen für eine Duftlampe zur Raumbeduftung genommen werden. Sie werden zu medizinischen Zwecken eingesetzt und wegen ihrer hohen Konzentration gern und viel in der Heilpraktik verwendet. Es gibt sogar Therapeuten, die sich ganz und gar auf diese Öle spezialisiert haben, da das Feld und die Anwendungsmöglichkeiten extrem weitreichend und vielfältig sind.

Sie werden auch sehr gern als Zusätze in der Naturheilkosmetik verwendet. Einerseits nützen sie der Haar- und Hautstruktur, andererseits verbreiten sie herrliche Düfte. In den alternativen Shampoos dürfen diese Öle ebenfalls nur tropfenweise benutzt werden, zu empfehlen ist ein Tropfen pro Mischung. Nicht mehr! Diese Öle sind so stark und konzentriert, dass sie das Haar schnell überlasten und beschweren. Auch strähnige Längen, schwer zu kämmende Haare und an der Kopfhaut angeklatschte Frisuren sind nicht selten das Resultat einer zu hohen Konzentration ätherischer Öle in einer alternativen Shampoomischung.

Werden sie allerdings richtig angewandt, können ätherische Öle helfen, die Haarstruktur zu verbessern und heilend auf die Kopfhaut einzuwirken. Auf die wichtigsten Öle sei hier im Überblick eingegangen:

Rosmarin - ein Tropfen ätherisches Rosmarinöl in Ihrer Mischung wirkt belebend auf die Kopfhaut und kräftigend auf die Haarstruktur. Vor allem feine und trockene Haare werden von diesem Öl profitieren.

Rosenholz - Rosenholz verleiht dunklen Haaren einen herrlichen Glanz und unterstreicht die Farbe Ihrer Haare.

Zitrone - ist ideal für blonde Haare geeignet. Sie bekräftigt die gelbliche Nuance Ihrer Farbe und wirkt gleichzeitig belebend und reinigend. Doch auch für alle anderen Haartypen kann dieses Öl genutzt werden. Es hat, wie alle Zitrusfrüchte, eine hohe Reinigungskraft und ist deshalb auch für fettiges Haar geeignet. Es verleiht dem Haar außerdem Leichtigkeit und verströmt einen frischen Duft.

Orange - auch dieses Öl kann eingesetzt werden, um die reinigende Wirkung Ihrer Mischung zu verstärken und hilft, Ihre Haare duften zu lassen. Es ist vor allem für rotstichiges Haar gut geeignet.

Salbei oder Muskatellersalbei - ist sehr gut für fettiges Haar geeignet. Auch bei schuppiger Kopfhaut kann es eingesetzt werden. Es kann leicht austrocknend wirken, darum sollten Menschen mit zu Trockenheit neigender Haut- und Haarstruktur sehr vorsichtig mit diesem Öl umgehen.

Sandelholz - eignet sich hervorragend für trockenes und brüchiges Haar. Es unterstreicht besonders rote und dunkle Haarfarbe.

Teebaumöl - diesem Öl wird eine besonders hohe Heilwirkung zugeschrieben. Es gilt als einer der Seelentröster unter den ätherischen Ölen. Es besitzt sehr gute reinigende Eigenschaften, wirkt antibakteriell und antifungizid und wird auch zur Bekämpfung von Bakterien und Pilzen eingesetzt. Es eignet sich gut für fettige Haare und unreine Haut.

Thymian - ob bei trockenem, brüchigem oder fettigem Haar: Thymian hilft, die Kopfhaut wieder ins Gleichgewicht zu bringen. Es wird auch bei schuppender Kopfhaut und Haarausfall eingesetzt.

Lavendel - Lavendelöl ist eines der am meisten eingesetzten Öle in der Naturheilkosmetik. Es ist für alle Haartypen geeignet, da es beruhigend und reinigend wirkt und sich durch eine hohe Verträglichkeit auszeichnet. Es trägt außerdem sehr zur inneren Entspannung bei und der Duft dieser

Pflanze wirkt geradezu betörend.

Wer sich eingehender mit der Wirkungsweise ätherischer Öle befassen möchte, sei an die große Auswahl weiterführender Literatur verwiesen, die fachgerechte und ausführliche Portraits der erhältlichen Öle und ihrer Heilkraft bietet. Es sei an dieser Stelle nur noch einmal erwähnt, dass auch das beste ätherische Öl keine Wunder wirken kann, wenn die Lebensweise schädlich ist, die Ernährung schlecht und die tägliche Kopfhautpflege nicht erfolgt. Doch bei entsprechendem Umgang mit dem eigenen Körper, der Haut und den Haaren bieten diese Öle hilfreiche Unterstützung und sind wertvolle Helfer auf dem Weg zu dauerhaft schönem und gesundem Haar.

Der Mensch,
der zu beschäftigt ist,
sich um seine Gesundheit zu kümmern,
ist wie ein Handwerker,
der keine Zeit hat,
seine Werkzeuge zu pflegen.

(Aus Spanien)

Haarwaschseife

Wer nun gar nicht auf rein alternative Methoden umsteigen möchte oder wer wenigstens ab und zu gerne mal andere Reinigungsmethoden anwenden möchte, dem sei hier die Haarwaschseife empfohlen. Haarwaschseife wird im Internet als eine *der* Alternativen für chemisch zusammengesetzte Shampoos diskutiert. Es gibt viele Foren, Blogs, Seiten und Videos dazu, in denen die AnwenderInnen begeistert von dieser Methode berichten.

Haarwaschseifen greifen natürlich den Säureschutzmantel der Haut und der Haare an. Das muss hier schon der Vollständigkeit halber erwähnt werden. Doch sie sind meistens frei von chemischen Inhaltsstoffen und zu 100% biologisch abbaubar, was man von keinem herkömmlichen und den aller wenigsten sog. 'Bio'-Shampoos behaupten kann. Sie hinterlassen auch keine Chemikalien auf Haut und Haaren, außer die enthaltenen Öle, die aber immer sehr gut ausgewählt und auf die unterschiedlichen Haartypen abgestimmt sind.

Auch der Umstieg auf Haarwaschseifen braucht seine Zeit und erfordert vor allem den richtigen Umgang und die richtige Anwendung. Sie lassen sich weder so leicht aufschäumen wie ein herkömmliches Shampoo, noch lassen sie sich so schnell ins Haar einmassieren. Bei meiner ersten

Anwendung habe ich den Fehler gemacht und mir schnell ein klein wenig Seife ins Haar gerubbelt, nur um mich dann über das Ergebnis zu wundern: strähniges, fettiges, unansehnliches Haar. Wenn man die Seife so anwendet wie ich es getan habe, wird man leicht auf solch ein Ergebnis zusteuern und keine Freude damit haben.

Die Anwendung:

Das Seifenstück sollte *nicht* auf dem Kopf ins Haar gerubbelt werden. Das schädigt die Haarstruktur nachhaltig und bringt auch nicht den gewünschten Effekt des Aufschäumens. Bereiten Sie Ihre Haare vor der Haarwäsche mit einer Kopfhautbehandlung vor. Wenn dafür keine Zeit ist, kämmen Sie Ihr Haar vor der Wäsche gründlich. Machen Sie Ihr Haar wie gewohnt nass. Nehmen Sie die Seife und schäumen Sie das Stück in Ihren Händen auf. Legen Sie die Seife zur Seite und verteilen Sie den Schaum in Ihrem Haar, beginnend mit der Kopfhaut. Dieser Vorgang muss ein paar Mal wiederholt werden. Wie oft, hängt von der gewählten Seife, der Struktur der Haare und ihrer Länge ab. Es kann bis zu 10 Minuten dauern, bis Ihre Haare vollkommen eingeschäumt sind. Wenn Sie Ihre Längen nicht mit Öl behandelt haben, dann ist es nicht unbedingt notwendig, das ganze Haar einzuschäumen. Doch für die erste Wäsche und vor allem in der Phase der Umstellung ist dies empfehlenswert, vor allem, wenn noch Chemikalien von herkömmlichen Shampoos und anderen Produkten aus dem Haar gewaschen werden müssen. Der Umstellungsprozess auf Seife dauert im Normalfall nicht so lange wie die Umstellung auf die anderen alternativen Haarwaschmethoden. Bei manchen wird der Umstellungsprozess überhaupt nicht sichtbar sein.

Nach dem Waschen mit Seife ist es extrem wichtig, die Haare noch einmal kalt nachzuspülen und die Kalkreste des Leitungswassers aus dem Haar zu entfernen. Natürlich ist das ideale Wasser immer noch Regenwasser, doch die Alternative ist die beschriebene saure Rinse, entweder mit Mineralwasser oder destilliertem Wasser angesetzt. Natürlich kann sie auch mit Regenwasser angesetzt werden.

Dr. Paul Bragg, der viele Jahre in Hollywood den Stars und Sternchen Anleitung zu natürlich gepflegtem und gesundem Haar gab und durch die ganze Welt reiste, um Vorträge zu diesem Thema zu halten, schwor auf Haarwaschseife. In seinem Buch 'Schöne gesunde Haare', in dem er ebenfalls von Chemikalien abrät und auf eine gesunde Lebensweise und eine vollwertige Ernährung eingeht, empfiehlt er sogar, die Haare ausschließlich mit Seife zu waschen. Allerdings verstarb der Gesundheitsberater Bragg Ende der 70er Jahre. Heute wissen wir wesentlich mehr über die

Wirkungsweise von Laugen auf der Haut - und jede Seife ist eine Lauge - und über die Zerstörung des natürlichen Säureschutzmantels.

Der natürliche Säureschutzmantel braucht 24 Stunden, um sich wieder zu regenerieren. Ein Mensch, der sich jeden Tag von oben bis unten einseift, läuft praktisch sein Leben lang ohne Schutz durch die Welt. Das *kann* nicht gesund sein. Darum sei hier die Seife auch nicht zur täglichen Anwendung empfohlen, was Dr. Paul Bragg allerdings auch nicht tat. Sie kann zusätzlich zu den alternativen Methoden angewandt werden und eignet sich vor allem für die Übergangphase zu einem chemiefreien und umweltbewussten Leben.

Wenn Sie also auf Ihrem Weg mit Ihren Haaren wirklich unglücklich sind und der Umstellungsprozess einfach zu lange dauert, oder wenn die alternativen Methoden einfach zu viel Zeit in Anspruch nehmen und darum in Ihr tägliches Leben schwer zu integrieren sind, dann steigen Sie auf Haarwaschseife um. Es gibt tolle Angebote im Internet, davon viele kleine private Seifensiedereien, die sich auf handgemachte Seife für Haut und Haare spezialisiert haben und absolut umweltbewusst arbeiten.

Ungeheure technische Fortschritte
hat der Mensch gemacht.
Er hat das Gesicht der Erde verändert.
Doch die schwerste Aufgabe liegt vor ihm:
Die vergewaltigte Natur wieder herzustellen.

(Werner Kollath,
dt. Ernährungswissenschaftler)

****

Tiere

Wir alle wissen, dass es schädlich ist, Haut und Haare von Tieren mit Chemikalien zu behandeln. Leider sind sämtliche Inhaltsstoffe der herkömmlichen Shampoos für Menschen auch in denen für Tiere enthalten. Somit kann man schlichtweg alles, was in diesem Buch beschrieben steht, auch auf Tiere anwenden. Egal ob sie im Haus leben oder im Stall stehen. Für alle Geschöpfe gilt dasselbe: giftige Substanzen sind und bleiben giftig. Tun Sie Ihrem Tier etwas Gutes und verschonen Sie es mit herkömmlichen Produkten. Ihr Liebling wird es Ihnen danken!

****

Schlusswort

Zusammenfassend kann gesagt werden: Reinigung und Pflege mit reinen naturheilmedizinischen Methoden ist absolut möglich. Chemikalien und Giftstoffe sind nicht notwendig, um Haut und Haare rein zu halten und von Schmutz zu befreien. Die Anwendung von naturheilmedizinischer Pflege greift den Körper nicht an und trägt grundlegend zu unserer Gesunderhaltung bei.

Der Umstellungsprozess erfordert etwas Zeit und Geduld. Lassen Sie sich davon nicht beirren! Das Ergebnis wird für sich sprechen.

Das Ei-Honig-Zitronen-Shampoo erfordert die meiste Zeit zum Anrühren, ist jedoch ein guter Einstieg. Wascherde dagegen kann in den ersten sechs Monaten Haare, die noch mit Chemikalien belastet sind, struppig und stumpf erscheinen lassen. Warten Sie mit der Anwendung am besten, bis Haar und Kopfhaut auch vom letzten Rest Chemie befreit sind. Die indische Waschnuss dagegen kann sofort angewendet werden. Die Haare werden sehr voluminös und kräftig. Shikakai zählt eher zu den milden Methoden der alternativen Haarreinigung und sollte von Leuten mit dünnen Haaren bevorzugt werden, wogegen der Christusdorn auch die kräftigsten Haare bändigen kann. Das ayurvedische Haarwaschpulver von Eliah Sahil ist das mit Abstand einfachste in der Anwendung und das von Khadi hinterlässt den meisten Glanz.

Alle Anwendungen sollten einmal pur ausprobiert werden, auch das Waschen mit Regenwasser oder der Edwardian Hairstyle, damit Sie ein Gefühl für die einzelnen Substanzen und Methoden bekommen. Auf diese Weise fällt es leichter, Ihre individuelle Mischung zusammenzustellen, die ideal auf Ihren Typ zugeschnitten ist. Und da keiner Sie so gut kennt wie Sie selbst, kann Ihnen auch niemand die ideale Beratung und die Zusammenstellung des idealen Produktes geben. Niemand wird Sie besser beraten können als Sie selbst! Vertrauen Sie auf Ihr Gefühl. Sie werden wissen, was für Sie richtig ist und was Ihren Haaren und Ihrer Haut gut tut. Horchen Sie in sich hinein, erspüren Sie das Ergebnis der einzelnen Anwendungen und entscheiden Sie dann, welche Zusammenstellung in Zukunft für Sie am besten geeignet ist und das beste Ergebnis erzielt. Ich wünsche Ihnen viel Freude beim Experimentieren!

Haben wir eine größere Aufgabe,
als die Schöpfung zu bewahren
und damit die Nachwelt zu schützen?
Ich kenne keine

(Richard von Weizsäcker)

Bolonka Zwetna

Von der Empfindsamkeit der Hundeseele und der Liebe, die sie schenkt

Der Nr. 1 Bestseller in amazon in der Kategorie 'Hunde'

Dieser kleine Ratgeber soll nicht nur zum allgemeinen Verständnis der Beziehungen von Hunden zu uns Menschen beitragen, sondern vor allem den Menschen in seiner Seele berühren. Neben kurzen Überblicken über Rassestandard, Ernährung, Fellpflege und Haltung führt die Autorin den Leser in die facettenreiche Welt der Hundeseele, die voll tiefer Empfindsamkeit ist und niemanden unberührt lässt, der die Fähigkeit besitzt, zu fühlen.

Antonia Katharinas Liebe gilt seit jeher den Tieren. Viele Jahre war sie hauptberuflich in der Reiterei tätig bevor sie Heilpraktik, ganzheitliche Psychologie und Tierheilpraktik studierte. Seitdem widmet sie ihr Leben den Kleinhunderassen im Allgemeinen und dem Bolonka Zwetna im Speziellen. Neben ihrer schriftstellerischen, musischen und tierheilpraktischen Arbeit hat sie sich auf die Auftragsmalerei von Tierfotos spezialisiert und betreut ihre kleine Rassehundezucht der 'Zarenhunde aus dem Alten Jagdhaus'.

Die Hundezucht 'aus dem Alten Jagdhaus' präsentiert sich unter

rund-um-hunde.jimdo.com

Madras

Zauber der Palmblätter

Die Palmblattbibliotheken: Tausende Jahre alt und bis heute ein ungelöstes Rätsel. Das Geheimnis dieses Ortes ist das Thema dieses Buches. Die Geschichte dreht sich um eines der größten Rätsel der Menschheit.

Eine Reise führte mich dort hin. Ich habe meine kleine Heimatstadt verlassen um der sagenumwobenen Legende auf den Grund zu gehen, die besagt, dass dort alle Lebensgeschichten aller Menschen niedergeschrieben sind; allerdings nur von denjenigen, die sich aufmachen, um danach zu suchen.

Eben das habe ich getan. Und dies ist es, was ich gefunden habe.

Dieses Buch liegt in deutscher und englischer Fassung vor.

Menschen, die dieses Buch gelesen haben:

"Ein interessantes Buch. Wer will, findet die Antwort auf die Frage: Wie viele Leben hat ein Mensch?"
Günther Prinz, Publizist, ehemaliger Chefredakteur der 'Bild', Deutschland

"Da steht also mein ganzes Leben auf einem Palmenblatt in Madras. Dieses Buch hat mein Verständnis von Raum und Zeit grundlegend verändert."
Fritz Bloomberg, Ex-Vizepräsident Burda Media, New York

"Ein außergewöhnliches Lesevergnügen, das meine Sicht auf die Welt verändert hat."
Gregor Tessnow, Schriftsteller und Drehbuchautor

Breakable - Zerbrechlich

Der Skandalroman aus Mecklenburg

Dieser Psychokrimi hat in der Region, in der er erschien, für so viel Wirbel gesorgt, dass sogar die Presse in die Geschichte eingestiegen ist. Anfeindungen, Intrigen und Klagen finden nicht nur im, sondern fanden auch um das Buch herum statt. Näheres ist einzulesen auf dem Blog

breakablezerbrechlich.wordpress.com

Klappentext:

Eine Frau aus der Stadt. Ein kleines Dorf. Eine alte Köhlerkate, traumhafte Umgebung und idyllische Umgebung. Nicolas Leben könnte nicht friedlicher sein. Eines Tages begegnet sie einem Bauern aus der Nachbarschaft. Es ist Liebe auf den ersten Blick. Als diese von dem Mann mit der unverwechselbaren Stimme auch noch erwidert wird, scheint ihre Welt perfekt.
Doch Nicolas Glück ist nur von kurzer Dauer. Trug und Lüge lauern hinter jeder Ecke. Gerade als sie beginnt, das Ausmaß des Bösen zu entdecken, tun sich Abgründe auf, in die sie niemals hätte schauen dürfen.

Nach einer wahren Begebenheit.

'In ihrem spannenden Roman voller überraschender Volten und psychologischer Abgründe begegnet der Leser Figuren, die er seit Langem zu kennen glaubt.'
Henrik Leschonski, Lektor

Winston

Eine Pferdebuch-Trilogie für Jugendliche

Da Antonia Katharina selbst viele Jahre als Berufsreiterin tätig war, greift sie hier auf einen langjährigen Erfahrungsschatz zurück und veranschaulicht die Welt der Pferde für jeden Leser so realistisch und wirklichkeitsnah, dass man meint, selbst am Geschehen Teil zu nehmen. Ein Pferdeleben, wie es authentischer nicht beschrieben werden kann.

Winston Band I

Ein Fohlen erblickt die Welt

'Da steht er nun. Seine Beine sind viel zu lang für seinen kleinen Körper. Er versucht sich mühsam in der Koordination seiner Bewegungen, die anfangs nur bedingt gelingen. Das Fohlen macht seine ersten Gehversuche und stakst dabei durch das Stroh wie ein Storch durch den Salat.
Es ist wackelig auf den Beinen. Das Neugeborene drückt seinen Körper fest an den seiner Mutter, um stehen zu bleiben und nicht umzukippen. Die Stute bleibt regungslos stehen und wartet, schaut ihr Fohlen an und wagt nicht, sich zu bewegen, sondern bietet mit ihrem großen, ausgewachsenen Körper dem Kleinen Stütze und Orientierung.'

Winston Band II

Die große Show

'Ich wünsche mir aus tiefstem Herzen, dass der Ort, an dem ich bin und alles andere mein Leben lang so bleiben wird wie in diesem Sommer. Das alte Gestüt, in all seiner Stille, entwickelte sich zum unvergesslichen Ort meiner Sehnsucht. Hier will ich sein. Hier gehöre ich her. Und in meinen stillen Augenblicken gibt es nichts, was mir fehlt.

Zwar weiß ich, dass es für die Menschen hier darum geht, Geld zu verdienen, Erfolg zu haben, die Pferde ordentlich auszubilden und teuer zu verkaufen. Doch für mich geht es um den Geruch von frischem Stroh, wenn ich morgens in den Stall komme; um das Glück, das mich durchströmt, wenn ich meine Fohlen auf die Weide lasse; um die Sehnsucht in Winstons Augen, um die warme Sommerluft an lauen Abenden und den unendlichen Frieden, der über den Weiden liegt.

So gingen die Tage ins Land. Alles verlief ruhig. Bis zu jenem Tag, als etwas geschah, was diese Stille durchbrach.'

Winston Band III

Nichts ist unmöglich

'Mein Winston. Niemals hätte ich gedacht, dass man so eine tiefe und innige Beziehung zu einem Pferd haben kann. Dass man sich mit einem Tier so gut verstehen, so klar die Gefühle und Gedanken des anderen erfassen kann; und das alles ohne Worte. Ja, dass man ein Zusammengehörigkeitsgefühl entwickeln kann und eine Nähe, wie das bei uns der Fall ist und das manche Menschen mit allen Worten der Welt niemals herzustellen in der Lage sein werden.'

182

www.ingramcontent.com/pod-product-compliance
Lightning Source LLC
Chambersburg PA
CBHW070354290526
45790CB00004B/1486